格致余论
局方发挥
（第二版）

元·朱丹溪◎著

张春晖 李 刚◎校注

非物质文化遗产临床经典读本

第一辑

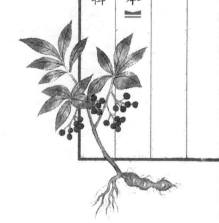

中国健康传媒集团
中国医药科技出版社

图书在版编目（CIP）数据

格致余论 局方发挥 /（元）朱丹溪著；张春晖，李刚校注 . —2 版 . — 北京：中国医药科技出版社，2019.7
（中医非物质文化遗产临床经典读本）
ISBN 978-7-5214-0869-0

Ⅰ . ①格… Ⅱ . ①朱… ②张… ③李… Ⅲ . ①医论－中国－元代 ②方书－中国－元代 Ⅳ . ① R2

中国版本图书馆 CIP 数据核字（2019）第 037817 号

美术编辑 陈君杞
版式设计 也 在

出版 **中国健康传媒集团** | 中国医药科技出版社
地址 北京市海淀区文慧园北路甲 22 号
邮编 100082
电话 发行：010 - 62227427 邮购：010 - 62236938
网址 www.cmstp.com
规格 880×1230mm $\frac{1}{32}$
印张 3 $\frac{1}{4}$
字数 76 千字
初版 2010 年 12 月第 1 版
版次 2019 年 7 月第 2 版
印次 2019 年 7 月第 1 次印刷
印刷 三河市万龙印装有限公司
经销 全国各地新华书店
书号 ISBN 978-7-5214-0869-0
定价 **15.00 元**

获取新书信息、投稿、为图书纠错，请扫码联系我们。

《中医非物质文化遗产临床经典读本》

编 委 会

出版者的话

  中国从有文献可考的夏、商、周三代，就进入了文明的时代。中国人认为自己是炎黄的子孙，若以此推算，中国的文明史可以追溯到五千年前。中华民族崇尚自然，形成了"天人合一"的信仰，中医学就是在这种信仰的基础上产生的一种传统医学。

  中医的起源可以追溯到炎帝、黄帝时期，根据考古、文献记载和传说，炎帝神农氏发明了用药物治病，黄帝轩辕氏创造脏腑经脉知识，炎帝和黄帝不仅是中华民族的始祖，也是中医的缔造者。

  大约在公元前1600年，商代的伊尹发明了用"汤液"治病，即根据不同的证候把药物组合在一起治疗疾病，后世称这种"汤液"为"方剂"，这种治病方法一直延续到现在。由此可见，中华民族早在3700多年前就发明了把各种药物组合为"方剂"治疗疾病，实在令人惊叹！商代的彭祖用养生的方法防治疾病，中国人重视养生的传统至今深入民心。根据西汉司马迁《史记》的记载，春秋战国时期的秦越人扁鹊善于诊脉和针灸，西汉仓公淳于意善于辨证施治。这些世代传承积累的医药知识，到了西汉时期已蔚为大观。汉文帝下诏命刘向等一批学者整理全国的图书，整理后的图书分为六大类，即六艺、诸子、诗赋、兵书、术数、方技，方技即医学。刘向等校书，前后历时27年，是对中国历史文献最为壮观的结集、整理、研究，真正起到了上对古人、下对子孙后代的承前启后的作用。后之学者，欲考中国学术的源流，可以此为纲鉴。

这些记载各种医学知识的医籍，传之后世，被遵为经典。医经中的《黄帝内经》，记述了生命、疾病、诊疗、药物、针灸、养生的原理，是中医学理论体系形成的标志。这部著作流传了 2000 多年，到现在，仍被视为学习中医的必读之书，且早在公元 7 世纪，就传播到了周边一些国家和地区，近代以来，更是被翻译成多种语言，在世界许多国家广泛传播。

经方医籍中记载了大量以方治病和药物的知识，其中有《汤液经法》一书，相传是伊尹所作。东汉时期，人们把用药的知识编纂为一部著作，称《神农本草经》，其中记载了 365 种药物的药性、产地、采收、加工和主治等，是现代中药学的起源。中国历代政府重视对药物进行整理规范，著名的如唐代的《新修本草》、宋代的《证类本草》，到了明代，著名医学家李时珍历经 30 余年研究，编撰了《本草纲目》一书，在世界各国产生了广泛影响。

东汉时期的张仲景，对医经、经方进行总结，创造了"六经辨证"的理论方法，编撰了《伤寒杂病论》，成为中医临床学的奠基人，至今仍是指导中医临床的重要文献。这部著作早在公元 700 年左右就传到日本等国家和地区，一直受到重视。

西晋时期，皇甫谧将《素问》《针经》和《黄帝明堂经》进行整理，编纂了《针灸甲乙经》，系统地记录了针灸的理论与实践，成为学习针灸的经典必读之书，一直传承到现在。这部著作也被翻译成多种语言，在世界各地广泛传播。

中医学在数千年的发展历程中，创造积累了丰富的医学理论与实践经验，仅就文献而言，保存下来的中医古籍就有 1 万余种。中医学独特的思想与实践，在人类社会关注健康、重视保护文化多样性和非物质文化遗产的背景下，显现出更加旺盛的生命力。

中医药学与中华民族所有的知识一样，是"究天人之际"的学问，所以，中国的学者们信守着"究天人之际，通古今之变，成一家之言"的至理。《素问·著至教论篇》记载黄帝与雷公讨论医道说："而道，上知天文，下知地理，中知人事，可以长久。以教众庶，亦不疑殆。医道论篇，可传后世，可以为宝。"这段话道出了中医学的本质。中医是医道，医道是文化、是智慧，《黄帝内经》中记载的都是医道。医道是究天人之际的学问，天不变，道亦不变，故可以长久，可以传之后世，可以为万世之宝。

医道可以长久，在医道指导下的医疗实践，也可以长久。故《黄帝内经》中的诊法、刺法可以用，《伤寒论》《金匮要略》《备急千金要方》《外台秘要》的医方今天亦可以用，《神农本草经》《证类本草》《本草纲目》的药今天仍可以用。

或许要问，时间太久了，没有发展吗？不需要创新吗？其实，求新是中华民族一贯的追求。如《礼记·大学》说："苟日新，日日新，又日新。"清人钱大昕有一部书叫《十驾斋养新录》，他以咏芭蕉的诗句解释"养新"之义说："芭蕉心尽展新枝，新卷新心暗已随，愿学新心养新德，长随新叶起新知。"原来新知是"养"出来的。

中华民族"和实生物，同则不继"的思想智慧，与当今国际社会提出的保护和促进文化多样性、保护人类的非物质文化遗产的需求相呼应。世界卫生组织 2000 年发布的《传统医学研究和评价方法指导总则》中，将"传统医学"定义为"在维护健康以及预防、诊断、改善或治疗身心疾病方面使用的各种以不同文化所特有的理论、信仰和经验为基础的知识、技能和实践的总和"，点明了文化是传统医学的根基。习近平总书记深刻指出："中医药学是中国古代科学的瑰宝，也是打开中华文明宝库的钥匙。"这套丛书的整理出版，也是为了打磨好中医药学这把钥匙，以期打开中华文明这个宝库。

希望这套书的再版，能够带您回归经典，重温中医智慧，获得启示，增添助力！

中国医药科技出版社

2019 年 6 月

总目录

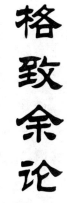

格致余论

元·朱丹溪◎著

张春晖◎校注

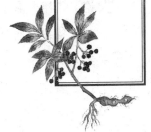

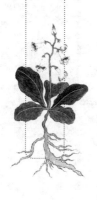

内容提要

　　朱丹溪，名震亨，字彦修，世居丹溪，人称丹溪翁，元婺州义乌（浙江义乌）人，1281~1358年，享年78岁。为著名的金元四大家之一，《格致余论》因"古人以医为吾儒格物致和一事"而名。全书共1卷，共载医论40余篇，其中包括《阳有余阴不足论》《相火论》等著名文章，内容还包括内、外、妇、儿各科；而对于脉法、养生优生等许多方面都有独到的见解，本书被公认是反映朱丹溪医学思想的代表著作，本书所倡导的"阳有余而阴不足"理论对后世养阴学说的形成、发展和温病学派都有很深的影响，而且至今仍广泛指导着临床实践。

校注说明

一、版本选择

本次校注采用清乾隆五十年《四库全书》文津阁本商务印书馆（2005）为底本，明万历二十九年《医统正脉全书》（简称医统本）、元代原版本（康有为鉴定本，简称元本），光绪庚子《丹溪全书》本（简称庚子本）作对校本，《黄帝内经·素问》人民卫生出版社影印本（1956）为他校本。

二、校注方法

1.凡底本文字有明显讹误影响文义者，据校作改。如"香附"原作"香燥"，"节养有道"原作"节养女道"据校本改，"湿上甚而热"原作"湿土甚而热"据《黄帝内经·素问》改并出校文说明。

2.对于校本、底本不一，其义并通者，以底本为准，不作改动，但出校说明。如底本"脾土伤损"，医统本、元本作"胃土伤损"，以底本为准，但出校说明。校本虽有异文，但无碍文义者，不出校记。

3.原文中的异体字、通假字、古今字、俗写字，凡常见者一律径改为通行的简化字，不出校记。如"澀"作"涩"、"沈脉"作"沉脉"、"姪"作"侄"、"妳"作"奶"、"鬲"作"膈"、"唉"作"笑"、"悮"作"误"等。

4.凡底本明显的误字或不规范字，如"巳巳己"不分，径改，不出校记。

校注者
2009 年 10 月

原 序

金之以善医名者，凡三人，曰：刘守真氏，曰：张子和氏，曰：李明之氏，虽其人年之有先后，述之有攻补，至于惟阴阳五行升降生成之理，则皆以《黄帝内经》为宗，而莫之有异也。张一再传其后无所问，李虽多门悌子又在中州人有罕知之者，独刘之学授之荆山浮屠师，师江南始传太无罗知悌子，杭太无宋宝佑中人受幸穆陵得给事禁中性俱甚，无有能承其学者，又独至乌伤朱君使能传之。初君之未从太无也，手抄陈师文裴宗元所定大观二百九十有七方，书夜而习焉，既而悟曰："故方新病安有能相值者，泥是且杀人"乃尽弃去，渡浙河走吴中，寻师而求其说，久之不能得复，走宛陵、走南徐、走建业皆无。吴中时累累道途间，方不知所适，忽有以太无为告者，遂还杭拜之。凡几十往返不得通，君乃立其门终日不动，太无怜其志，为敷畅三家之旨，而一折以经。越数年悉受其学以归，乡之群医方泥陈裴学，闻君言皆大惊，已而又皆大服翕然，共尊事这，君年既高所见益粹精，其自得者类多前人所未发，乃徇门人张翼等请著为书若干篇，名之曰：《格致余论》，持以示金华宋濂，濂窃受而读之，见其立言深，察证祥，未尝不欢，君用志之勤也。盖当大观之方盛行，世之人乌知有所谓《内经》之学，君独能崎岖数百里必欲求师而受其说，虽险阻艰难更婴跌挫，曾不为之少动，所以卒能成其学，向使君之志稍变焉。乌有今日哉！传曰"用志不分其道乃成殆"，君之谓矣！此书其有功于生民者甚大，宜与三家所著并传与世，故濂得备书传学用功之所，自于篇端其见君之自序者，因不暇及也。君名震亨，字彦修，许文懿公之高弟。弟子公讲学入华山时君即从之，游而闻道最先，刚明正直不可干，以私其安贫守道虽古君子弗过也，而医又特其一事云。

至正七年冬十有一月日南至金华宋濂
书于蒲阳东明山中

序①

　　《素问》，载道之书也。词简而义深，去古渐远，衍文错简，仍或有之，故非吾儒不能读。学者以易心求之，宜其茫若望洋，淡如嚼蜡。遂直以为古书不宜于今，厌而弃之，相率以为《局方》之学。简有读者，又以济其方技，漫不之省。医道隐晦，职此之由，可叹也。震亨三十岁时，因母之患脾疼，众工束手，由是有志于医，遂取《素问》读之，三年似有所得。又二年，母氏之疾，以药而安。因追念先子之内伤，伯考之瞀闷，叔考之鼻衄，幼弟之腿痛，室人之积痰，一皆殁于药之误也。心胆摧裂，痛不可追，然犹虑学之未明。至四十岁，复取而读之。顾以质钝，遂朝夕钻研，缺其所可疑，通其所可通。又四年，而得罗太无讳知悌者为之师。因见河间、戴人、东垣、海藏诸书，始悟湿热相火为病甚多。又知医之为书，非《素问》无以立论，非《本草》无以立方。有方无论，无以识病，有论无方，何以模仿。夫假说问答，仲景之书也，而详于外感；明著性味，东垣之书也，而详于内伤。医之为书，至是始备，医之为道，至是始明，由是不能不致疑于《局方》也。《局方》流行，自宋迄今，闾间南北，翕然而成俗，岂无其故哉！徐而思之，湿热相火，自王太仆注文，已成湮没，至张李诸老，始有发明。人之一身，阴不足而阳有余，虽谆谆然见于《素问》，而

---

① 序：原缺，据医统本补入。

诸老犹未表章，是宜《局方》之盛行也。震亨不揣芜陋，陈于编册，并述《金匮》之治法，以证《局方》之未备，间以己意附之于后。古人以医为吾儒格物致知一事，故目其篇曰《格致余论》，未知其果是否耶？后之君子，幸改而正诸。

目　录

饮食色欲箴序

传曰：饮食男女，人之大欲存焉。予每思之，男女之欲，所关甚大，饮食之欲，于身尤切，世之沦胥陷溺于其中者，盖不少矣。苟志于道，必先于此究心焉。因作饮食、色欲二箴，以示弟侄，并告诸同志云。

饮 食 箴

人身之贵，父母遗体，为口伤身，滔滔皆是。人有此身，饥渴荐兴，乃作饮食，以遂其生。眷彼昧者，因纵口味，五味之过，疾病蜂起。病之生也，其机甚微，馋涎所牵，忽而不思。病之成也，饮食俱废，忧贻父母，医祷百计。山野贫贱，淡薄是谙，动作不衰，此身亦安。均气同体，我独多病，悔悟一萌，尘开镜净。曰节饮食，《易》之象辞，养小失大，孟子所讥。口能致病，亦败尔德，守口如瓶，服之无斁。

色 欲 箴

惟人之生，与天地参，坤道成女，乾道成男。配为夫妇，生育攸寄，血气方刚，惟其时矣。成之以时[①]，接之以时，父子之亲，其要在兹。眷彼昧者，徇情纵欲，惟恐不及，济以燥毒。气阳血阴，人身之神，阴平阳秘，我体长春。血气几何，而不

---

① 时：元本、医统本、庚子本作"礼"。

自惜，我之所生，翻为我贼。女之耽兮，其欲实多，闺房之肃，门庭之和。士之耽兮，其家自废，既丧厥德，此身亦瘁。远彼帷薄，放心乃收，饮食甘美，身安病瘳。

阳有余阴不足论

人受天地之气以生，天之阳气为气，地之阴气为血，故气常有余，血常不足。何以言之？天地为万物父母，天，大也，为阳，而运于地之外；地，居天之中为阴，天之大气举之。日，实也，亦属阳，而运于月之外；月，缺也，属阴，禀日之光以为明者也。人身之阴气，其消长视月之盈缺，故人之生也，男子十六岁而精通，女子十四岁而经行。是有形之后，犹有待于乳哺水谷以养，阴气始成，而可与阳气为配，以能成人，而为人之父母。古人必近三十、二十而后嫁娶，可见阴气之难于成，而古人之善于摄养也。《礼记》注曰：惟五十然后养阴者有以加。《内经》曰：年至四十，阴气自半，而起居衰矣。又曰：男子六十四岁而精绝，女子四十九岁而经断。夫以阴气之成，止供给得三十年之视听言动，已先亏矣。人之情欲无涯，此难成易亏之阴气，若之何而可以供给也？经曰：阳者，天气也，主外；阴者，地气也，主内。故阳道实，阴道虚。又曰：至阴虚，天气绝；至阳盛，地气不足。观虚与盛之所在，非吾之过论。主闭藏者，肾也；司疏泄者，肝也。二脏皆有相火，而其系上属于心。心，君火也，为物所感则易动，心动则相火亦动，动则精自走，相火翕然而起，虽不交会，亦暗流而疏泄矣。所以圣贤只是教人收心养心，其旨深矣。天地以五行更叠衰旺而成四时，人之五脏六腑亦应之而衰旺。四月属已，五月属午，为火太旺，火为肺金之夫，火旺则金衰。六月属未，为土大旺，土为水之夫，土旺则水衰。况肾水常藉肺金为母，以补助其不足，故《内经》谆谆于资其化源也。古人于夏，必独宿而淡味，兢兢业业于爱护也。保养金水二脏，正嫌火土之旺尔。《内经》曰：冬不藏精者，春必病温。十月属亥，十一月属子，正火气潜伏闭藏，以养其本然之真，而为来春发生升动之本。若于此时恣嗜欲以戕贼，至春升之际，下无根本，阳气轻浮，必有温热之病。夫夏月火土之旺，冬月火气之伏，此论一年之虚耳。若上弦前、下弦后，月廓月空，亦为一月之虚。大风大雾，虹霓飞电，暴寒暴热，日月薄蚀，忧愁忿怒，惊恐悲哀，醉饱劳倦，谋虑勤动，又皆为一日之虚。若病患初退，疮痍正作，尤不止于一日之虚。今日多有春末夏初，患头痛脚软，食少体热，仲景谓春夏剧，秋冬差，而脉弦大者，正世俗所谓注夏病。若犯此四者之虚，似难免此。夫当壮年，便有老态，仰事俯育，一切隳坏，兴言至此，深可惊惧。古人谓不见所欲，使心不乱。夫以温柔之盛于体，声音之盛于耳，颜色之盛于目，馨香之盛于鼻，谁是铁汉，心不为之动也！善摄生者，于此五个月出居于外，苟值一月之虚，亦宜暂远帷幕，各自珍重，保全天和，期无负敬身之教，幸甚！

治病必求其本论

病之有本，犹草之有根也。去叶不去根，草犹在也。治病犹去草，病在脏而治腑，病在表而攻里，非惟戕贼胃气，抑且资助病邪，医云乎哉！族叔祖年七十，禀甚壮，形甚瘦，夏末患泄利至深秋，百方不应。予视之曰：病虽久而神不悴，小便涩少而不赤，两手脉俱涩而颇弦。自言膈微闷，食亦减，因悟曰：此必多年沉积，僻在胃肠。询其平生喜食何物，曰：我喜食鲤鱼，三年无一日缺。予曰：积痰在肺，肺为大肠之脏，宜大肠之本不固也，当与澄其源而流自清。以茱萸、陈皮、青葱、鹿茸根、生姜煎浓汤，和以砂糖，饮一碗许，自以指探喉中。至半时辰，吐痰半升许，如胶，是夜减半。次早又饮，又吐半升而利止。又与平胃散加白术、黄连，旬日而安。

东阳王仲延遇诸途，来告曰：我每日食物必屈曲自膈而下，且硬涩作微痛，它无所苦，此何病？脉之，右甚涩而关尤沉，左却和，予曰：瘀血在胃脘之口，气因郁而为痰，此必食物所致。明以告我，彼亦不自觉。予又曰：汝去腊食何物为多？曰：我每日必早饮点剁酒两三盏，逼寒气。为制一方，用韭汁半银盏，冷饮细呷之，尽韭叶半斤而病安。已而果然。

又一邻人，年三十余，性狡而躁，素患下疳疮，或作或止。夏初患自利，膈上微闷，医与治中汤两帖，昏闷若死，片时而苏。予脉之，两手皆涩，重取略弦似数。予曰：此下疳疮之深重者。与当归龙荟丸去麝，四帖而利减，又与小柴胡去半夏，加黄连、芍药、川芎、生姜煎，五六帖而安。

彼三人者，俱是涩脉，或弦或不弦，而治法迥别，不求其本，何以议药！

涩 脉 论

人一呼脉行三寸，一吸脉行三寸，呼吸定息，脉行六寸；

一昼一夜，一万三千五百息，脉行八百一十丈，此平人血气运行之定数也。医者欲知血气之病与不病[1]，非切脉不足以得之。脉之状不一，载于《脉经》者，二十有四，浮、沉、芤、滑、实、弦、紧、洪、微、缓、涩、迟、伏、濡、弱、数、细、动、虚、促、结、代、革、散，其状大率多兼见。人之为病有四，曰寒曰热，曰实曰虚，故学脉者，亦必以浮、沉、迟、数为之纲，以察病情，此不易之论也。然涩之见，固多虚寒，亦有痼热为病者。医于指下见有不足之气象，便以为虚，或以为寒，孟浪与药，无非热补，轻病为重，重病为死者多矣。何者？人之所藉以为生者，血与气也。或因忧郁，或因厚味，或因无汗，或因补剂，气腾血沸，清化为浊，老痰宿饮，胶固杂糅，脉道阻涩，不能自行，亦见涩状。若重取至骨，来似有力且带数，以意参之，于证验之，形气但有热证，当作痼热可也。此论为初学者发，圆机之士，必以为赘。东阳吴子方年五十，形肥味厚，且多忧怒，脉常沉涩，自春来得痰气病，医认为虚寒，率与燥热香窜之剂。至四月间，两足弱，气上冲，饮食减，召我治之。予曰：此热郁而脾虚，痿厥之证作矣。形肥而脉沉，未是死证，但药邪太盛，当此火旺，实难求生。且与竹沥下白术膏，尽二斤，气降食进，一月后大汗而死。书此以为诸贤覆辙戒云。

养 老 论

人生至六十、七十以后，精血俱耗，平居无事，已有热

---

[1]　与不病：原脱据元本、医统本补。

证，何者？头昏目眵，肌痒溺数，鼻涕牙落，涎多寐少，足弱耳聩，健忘眩运，肠燥面垢，发脱眼花，久坐兀睡，未风先寒，食则易饥，笑则有泪，但是老境，无不有此。或曰《局方》乌附丹剂，多与老人为宜，岂非以其年老气弱下虚，理宜温补？今子皆以为热，乌附丹剂将不可施之老人耶？余晓之曰：奚止乌附丹剂不可妄用，至于好酒腻肉、湿面油汁、烧炙煨炒、辛辣甜滑，皆在所忌。或曰：子何愚之甚耶？甘旨养老，经训具在，为子为妇，甘旨不及，孝道便亏，而吾子之言若是，其将有说以通之乎？愿闻其略。予愀然应之曰：正所谓道并行而不悖者，请详言之。古者，井田之法行，乡闾之教兴，人知礼让，比屋可封，肉食不及幼壮，五十才方食肉。强壮恣饕，比及五十，疾已蜂起，气耗血竭，筋柔骨痿，肠胃壅阏，涎沫充溢。而况人身之阴难成易亏，六七十后，阴不足以配阳，孤阳几欲飞跃，因天生胃气尚尔留连，又藉水谷之阴，故羁縻而定耳。所陈前证，皆是血少。《内经》曰：肾恶附。乌附丹剂，非燥而何？夫血少之人，若防风、半夏、苍术、香附①，但是燥剂且不敢多，况乌附丹剂乎！或者又曰：一部《局方》，悉是温热养阳，吾子之言，无乃谬妄乎？予曰：《局方》用燥剂，为劫湿病也，湿得燥则豁然而收。《局方》用暖剂，为劫虚病也。补肾不如补脾，脾得温则易化而食味进，下虽暂虚，亦可少回。《内经》治法，亦许用劫，正是此意，盖为质厚而病浅者设，此亦儒者用权之意。若以为经常之法，岂不大误。彼老年之人，质虽厚，此时亦近乎薄；病虽浅，其本亦易以拨，而可以劫药取

---

① 附：原作"燥"，据元本、医统本改。

速效乎？若夫形肥者血少，形瘦者气实，间或有可用劫药者，设或失手，何以取救？吾宁稍迟，计出万全，岂不美乎！乌附丹剂，其不可轻饵也明矣。至于饮食，尤当谨节。夫老人内虚脾弱，阴亏性急，内虚胃热则易饥而思食，脾弱难化则食已而再饱，阴虚难降则气郁而成痰。至于视听言动，皆成废懒；百不如意，怒火易炽；虽有孝子顺孙，亦是动辄扼腕，况未必孝顺乎！所以物性之热者，炭火制作者，气之香辣者，味之甘腻者，其不可食也明矣。虽然肠胃坚厚，福气深壮者，世俗观之，何妨奉养，纵口固快一时，积久必为灾害。由是观之，多不如少，少不如绝，爽口作疾，厚味措毒，前哲格言，犹在人耳，可不慎欤！或曰：如子之言，殆将绝而不与，于汝安乎？予曰：君子爱人以德，小人爱人以姑息，况施于所尊者哉。惟饮与食，将以养生，不以致疾，若以所养，转为所害，恐非君子之所谓孝与敬也。然则，如之何则可？曰：好生恶死，好安恶病，人之常情。为子为孙，必先开之以义理，晓之以物性，旁譬曲喻，陈说利害，意诚辞确，一切以敬慎行之。又次以身先之，必将有所感悟，而无扞格之逆矣。吾子所谓绝而不与，施于有病之时，尤是孝道。若无病之时，量酌可否？以时而进，某物不食，某物代之，又何伤于孝道乎？若夫平居闲话，素无开导诱掖之言，及至饥肠已鸣，馋涎已动，饮食在前，馨香扑鼻，其可禁乎？经曰：以饮食忠养之。忠之一字，恐与此意合，请勿易看过。予事老母，固有愧于古者，然母年逾七旬，素多痰饮，至此不作，节养有①道，自谓有术。只因大便燥结，时以新牛乳、

---

① 有：原作"女"据医统本、元本改。

猪脂和糜粥中进之，虽以暂时滑利，终是腻物积多。次年夏时，郁为黏痰，发为胁疮，连日作楚，寐兴阴获。为之子者，置身无地。因此苦思而得节养之说，时进参术等补胃补血之药，随天令加减，遂得大腑不燥，面色莹洁，虽觉瘦弱，终是无病，老境得安，职此之由也。因成一方，用参术为君，牛膝、芍药为臣，陈皮、茯苓为佐，春加川芎，夏加五味、黄芩、麦门冬，冬加当归身，倍生姜。一日或一帖，或二帖，听其小水才觉短少，便进此药。小水之长如旧，即是却病捷法。后到东阳，因闻老何安人性聪敏，七十以后，稍觉不快，便却粥数日，单进人参汤数帖而止。后九十余，无疾而卒，以其偶同，故笔之以求是正。

慈 幼 论

　　人生十六岁以前，血气俱盛，如日方升，如月将圆，惟阴长不足，肠胃尚脆而窄，养之之道，不可不谨。童子不衣裘帛，前哲格言具在人耳。裳，下体之服；帛，温软甚于布也；裘皮衣，温软甚于帛也①。盖下体主阴，得寒凉则阴易长，得温暖则阴暗消，是以下体不与帛绢夹厚温暖之服，恐妨阴气，实为确论。血气俱盛，食物易消，故食无时。然肠胃尚脆而窄，若稠黏干硬，酸咸甜辣，一切鱼肉、木果湿面、烧炙煨炒，但是发热难化之物，皆宜禁绝。只与干柿、熟菜、白粥，非惟无病，且不纵口，可以养德。此外生栗味咸，干柿性凉，可为养阴之

---

① 裘皮衣温软甚于帛也：医统本无此九字。

助。然栗大补，柿大涩，俱为难化，亦宜少与。妇人无知，惟务姑息，畏其啼哭，无所不与，积成疥[1]疾，虽悔何及。所以富贵骄养，有子多病，迨至成人，筋骨柔弱，有疾则不能忌口以自养，居丧则不能食素以尽礼，小节不谨，大义亦亏，可不慎欤！至于乳子之母，尤宜谨节。饮食下咽，乳汁便通；情欲动中，乳脉便应；病气到乳，汁必凝滞。儿得此乳，疾病立至，不吐则泻，不疮则热，或为口糜，或为惊搐，或为夜啼，或为腹痛。病之初来，其溺必甚少，便须询问，随证调治，母安亦安，可消患于未形也。夫饮食之择犹是小可，乳母禀受之厚薄，情性之缓急，骨相之坚脆，德行之善恶，儿能速肖，尤为关系。或曰：可以已矣。曰：未也。古之胎教，具在方册，愚不必赘。若夫胎孕致病，事起茫昧，人多玩忽，医所不知。儿之在胎，与母同体，得热则俱热，得寒则俱寒，病则俱病，安则俱安，母之饮食起居，尤当慎密。

东阳张进士次子二岁，满头有疮，一日疮忽自平，遂患痰喘。予视之曰：此胎毒也，慎勿与解利药。众皆愕然。予又曰：乃母孕时所喜何物？张曰：辛辣热物，是其所喜。因口授一方，用人参、连翘、芎、连[2]、生甘草、陈皮、芍药、木通，浓煎沸汤，入竹沥与之，数日而安。或曰：何以知之？曰：见其精神昏倦，病受得深，决无外感，非胎毒而何？

予之次女，形瘦性急，体本有热，怀孕三月，适当夏暑，口渴思水，时发小热，遂教以四物汤加黄芩、陈皮、生甘草、木通，因懒于煎煮，数帖而止。其后此子二岁，疮痏遍身，忽

---

① 疥：元本、医统本作"痼"。

② 芎、连：二字原缺，据元本、医统本补。

一日其疮顿愈，数日遂成痃疟。予曰：此胎毒也。疮若再作，病必自安。已而果然。若于孕时确守前方，何病之有？

又陈氏女八岁，时得痫病，遇阴雨则作，遇惊亦作，口出涎沫，声如羊鸣。予视之曰：此胎受惊也。其病深痼，调治半年，病亦可安，仍须淡味以佐药功。与烧丹元，继以四物汤入黄连，随时令加减，半年而安。

夏月伏阴在内论

天地以一元之气化生万物，根于中者曰神机，根于外者曰气血，万物同此一气。人灵于物，形与天地参而为三者，以其得气之正而通也。故气升亦升，气浮亦浮，气降亦降，气沉亦沉。人与天地同一橐籥，子月一阳生，阳初动也；寅月三阳生，阳初出于地也，此气之升也；巳月六阳生，阳尽出于上矣，此气之浮也。人之腹属地气，于此时浮于肌表，散于皮毛，腹中虚矣。经曰：夏月经满，地气溢满，入经络受血，皮肤充实。长夏气在肌肉，所以表实，表实者里必虚。世言夏月伏阴在内，此阴字有虚之义，若作阴冷看，其误甚矣。或曰：以手扪腹，明知其冷，非冷而何？前人治暑病，有玉龙丸、大顺散、桂苓丸、单煮良姜与缩脾饮与①草果等，皆行温热之剂，何吾子不思之甚也。予曰：春夏养阳。王太仆谓：春食凉，夏食寒，所以养阳也。其意可见矣。若夫凉台水馆、大扇风车、阴水寒泉、果冰雪凉之伤，自内及外，不用温热，病何由安？详玩其意，

---

① 与：医统本、元本作"用"。

实非为内伏阴而用之也。前哲又谓，升降浮沉则顺之，寒热温凉则逆之，若于夏月火令之时，妄投温热，宁免实实虚虚之患乎？或曰：巳月纯阳，于理或通。五月一阴，六月二阴，非阴冷而何？予曰：此阴之初动于地下也。四阳浮于地上，燔灼焚燎，流金烁石，何阴冷之有？孙真人制生脉散，令人夏月服之，非虚而何？

痘疮陈氏方论

读前人之书，当知其立言之意，人①读其书而不知其意，求适于用，不可得也。痘疮之论，钱氏为详，历举源流经络，明分表里虚实，开陈其施治之法，而又证以论辩之言，深得著书垂教之体。学者读而用之，如求方圆于规矩，较平直于准绳，引而伸之，触类而长之，可为无穷之应用也。今人不知致病之因，不求立方之意，仓卒之际，据证检方，漫尔一试，设有不应，并其书而废之，不思之甚也。近因《局方》之教久行，《素问》之学不讲，抱疾谈医者，类皆喜温而恶寒，喜补而恶解利，忽得陈氏方论，皆燥热补剂，其辞确，其文简，欢然用之，翕然信之，遂以为钱氏不及陈氏远矣。或曰：子以陈氏方为不足钦？曰：陈氏方诚一偏论，虽然亦可谓善求病情者，其意大率归重于太阴一经。盖以手太阴属肺主皮毛也，足太阴属脾主肌肉。肺金恶寒而易于感，脾胃土恶湿而无物不受。观其用丁香、官桂，所以治肺之寒也；用附、术、半夏，所以治脾之湿也。

---

① 人：元本、医统本作"苟"。

使其肺果有寒，脾果有湿，而兼有虚也，量而与之，中病则止，何伤之有？今也不然，徒见其疮之出迟者，身热者，泄泻者，惊悸者，气急者，渴思饮者，不问寒热虚实，率投木香散、异功散，间有偶中，随手获效，设或误投，祸不旋踵。何者？古人用药制方，有向导，有监制，有反佐，有因用。若钱氏方固未尝废细辛、丁香、白术、参、芪等，率有监制辅佐之药，不专务于温补耳。然其用凉寒者多，而于辅助一法，略开端绪，未曾深及，痴人之前，不可说梦，钱氏之虑至矣。亦将以候达者扩充推广而用，虽然渴者用温药，痒塌者用补药，自陈氏发之，迥出前辈，然其多用桂、附、丁香等燥热，恐未为适中也。何者？桂、附、丁香辈，当有寒而虚，固是的当，虚而未必寒者，其为害当何如耶！陈氏立方之时，必有挟寒而痘疮者，其用燥热补之，固其宜也。今未挟寒，而用一偏之方，宁不过于热乎？予尝会诸家之粹，求其意而用之，实未敢据其成方也，试举一二以证之。

从子六七岁时患痘疮，发热微渴自利，一小方脉视之，用木香散，每帖又增丁香十粒，予切疑焉。观其出迟，固因自利而气弱；察其所下，皆臭滞陈积，因肠胃热蒸而下也。恐非有寒而虚，遂急止之，已投一帖矣。继以黄连解毒汤加白术，与十帖，以解丁香之热，利止疮亦出。其后肌常有微热，而手足生痱疖，与凉剂调补，逾月而安。

又一男子，年十六七岁，发热而昏，目无视，耳无闻，两手脉皆豁大而略数，知的其为劳伤矣[①]。时里中多发痘者，虽不

---

① 矣：原作"是"，据元本、医统本改。

知人，与药则饮，与粥则食，遂教参、芪、当归、白术、陈皮大料浓煎与之，饮至三十余帖，痘始出，又二十余帖，则成脓泡，身无完肤。或曰：病势可畏，何不用陈氏全方治之？余曰：此但虚耳，无寒也。只守前方，又数十余帖而安。后询其病因，谓先四五日恐有出痘之病，遂极力樵采，连日出汗甚多，若用陈氏全方，宁无后悔？

至正甲申春，阳气早动，正月间邑间痘疮不越一家，卒投陈氏方，童幼死者百余人，虽由天数，吾恐人事亦或未之尽也。

痛　风　论

气行脉外，血行脉内，昼行阳二十五度，夜行阴二十五度，此平人之造化也。得寒则行迟而不及，得热则行速而太过，内伤于七情，外伤于六气，则血气之运，或迟或速，而病作矣。彼痛风者，大率因血受热已自沸腾，其后或涉冷水，或立湿地，或扇取凉，或卧当风，寒凉外搏[①]，热血得寒，汗浊凝涩，所以作痛；夜则痛甚，行于阴也，治法以辛热之剂，流散寒湿，开发腠理，其血得行，与气相和，其病自安。然亦有数种治法稍异，谨书一二，以证予言。

东阳傅文，年逾六十，性急作劳，患两腿痛甚，动则甚痛。予视之曰：此兼虚证，当补血温血，病当自安。遂与四物汤加桃仁、陈皮、牛膝、生甘草煎，入生姜，研潜行散，热饮，三四十帖而安。

---

① 　搏：元本医统本作"抟"。

又朱宅阃内，年近三十，食味甚厚，性躁急，患痛风挛缩数月，医祷不应。予视之曰：此挟痰与气证，当和血疏气导痰，病自安。遂以潜行散入生甘草、牛膝、炒枳壳、通草、陈皮、桃仁、姜汁煎服，半年而安。

又邻鲍六，年二十余，因患血痢用涩药取效，后患痛风，叫号撼邻。予视之曰：此恶血入经络证，血受湿热，久必凝浊，所下未尽，留滞隧①道，所以作痛；经久不治，恐成偏枯。遂与四物汤加桃仁、红花、牛膝、黄芩、陈皮、生甘草煎，入生姜，研潜行散，入少酒饮之，数十帖，又与刺委中，出黑血，近三合②而安。

或曰：比见邻人用草药研酒饮之，不过数帖亦有安者，如子之言类皆经久取效，无乃太迂缓乎？予曰：此劫病草药，石上采石丝为之君，过山龙等佐之，皆性热而燥者，不能养阴，却能燥湿。病之浅者，湿痰得燥则③开，热血得热则行，亦可取效；彼病深而血少者，愈劫愈虚，愈劫愈深，若朱之病是也。子以我为迂缓乎？

痎 疟 论

《内经》谓：夏伤于暑，秋伤于风，必有痎疟。痎疟，老疟也。以其隔两日一作，缠绵不休，故有是名。前贤具有治法，然皆峻剂，有非禀受性弱，与居养所移者所宜用也。惟许学士

---

① 隧：元本、医统本作"随"。

② 合：庚子本作"月"。

③ 则：元本、医统本作"即"。

方有用参、芪等补剂，而又不曾深论，后学难于推测。因见近年以来，五十岁以下之人，多是怯弱者，况嗜欲纵恣十倍于前，以弱质而得深病，最难为药。始悟常山、乌梅、砒丹等为劫痰之剂，若误用之，轻病为重，重病必死。何者？夫三日一作，阴受病也；作于子午卯酉日，少阴疟也；作于寅申巳亥日，厥阴疟也；作于辰戌丑未日，太阴疟也。疟得于暑，当以汗解。或凉台水阁，阴木冷地，他人挥扇，泉水澡浴，汗不得泄，郁而成痰。其初感也，胃气尚强，全不自觉。至于再感，懵然无知，又复恣意饮食，过分劳动，竭力房事，胃气大伤，其病乃作，深根固蒂，宜其难愈。病者欲速愈，甘辛峻剂，医者欲急利，遽便将投①。殊不知感风、感暑，皆外邪也，当以汗解，所感既深，决非一二升汗可除。亦有胃气少回，已自得汗，不守禁忌，又复触冒，旧邪未去，新邪又感，展转沉滞，其病愈深。况来求治者，率皆轻试速效劫病之药，胃气重伤，吾知其难免于祸矣。由是甘为迟钝，范我驰驱，必先以参、术、陈皮、芍药等补剂，辅以本经之药，惟其取汗。若得汗而体虚，又须重用补剂以助之，俟汗出通身，下过委中，方是佳兆。仍教以淡饮食，省出入，避风就温，远去帷薄，谨密调养，无有不安。若感病极深，虽有大汗，所感之邪，必自脏传出至腑，其发也，必乱而失期，亦岂是佳兆？故治此病，春夏为易，秋冬为难，非有他也，以汗之难易为优劣也。或曰：古方用砒丹、乌梅、常山得效者不为少，子以为不可用乎？予曰：腑受病者浅，一日一

---

① 甘辛峻剂，医者欲急利，遽便将投：庚子本作"医者欲急利，甘辛峻剂，遽尔轻投"。

作；间一日一作者①，是胃气尚强，犹可与也；彼三日一作者，病已在脏矣，在脏者难治。以其外感犹可治也，而可用劫药以求速效乎！

前岁宪金詹公，禀甚壮，形甚强，色甚苍，年近六十，二月得痎疟，召予②视之。知其饫于浓肥者，告之曰：须远色食③淡，调理浃月，得大汗乃安。公不悦。一人从旁曰：此易耳，数日可安。与劫药三五帖，病退。旬日后又作，又与又退。绵延至冬，病犹未除，又来求治。予知其久得药，痰亦少，惟胃气未完，又天寒汗未透，遂以白术粥和丸与二斤，令其遇饥时且未食，取一二百丸，以热汤下，只与白粥调养，尽此药，当大汗而安。已而果然。如此者甚多，但药略有加减，不必尽述。

病邪虽实胃气伤者勿使攻击论

凡言治国者，多借医为喻，仁哉斯言也。真气，民也；病气④，贼盗也。或有盗贼，势须剪除而后已。良相良将，必先审度兵食之虚实，与时势之可否，然后动。动涉轻妄，则吾民先困于盗，次因于兵，民困而国弱矣。行险侥幸，小人所为，万象森罗，果报昭显，其可不究心乎？请举一二，以为凡例。

永康吕亲，形瘦色黑，平生喜酒，多饮不困，年近半百，且有别馆。忽一日，大恶寒发战，且自言渴，却不饮。予诊其

---

① 间一日一作：六字原脱　据元本、医统本补。
② 予：元本医统本作"我"。
③ 食：原作"欲"据元本、医统本改。
④ 气：元本、医统本作"邪"。

脉大而弱，惟右关稍实略数，重取则涩，遂作酒热内郁，不得外①泄，由表②热而不③虚也。黄芪一物，以干葛汤煎与之，尽黄芪二两，干葛一两，大得汗，次早安矣。

又叶先生患滞下，后甚逼迫，正合承气证。予曰：气口虚，形虽实，而面黄稍白，此必平昔食过饱而胃受伤，宁忍一两日辛苦。遂与参、术、陈皮、芍药等补药十余帖，至三日后胃气稍完，与承气两帖而安。苟不先补完胃气之伤，而遽行承气，吾恐病安之后，宁免瘦惫乎？又一婢色紫稍肥，性沉多忧，年近四十，经不行三月矣，小腹当中有一气块，初起如栗，渐如炊饼。予脉之，两手皆涩，重取却有，试令按其块痛甚，扪之高半寸，遂与千金消石丸。至四五次，彼忽自言乳头黑且有汁，恐有娠。予曰：非也，涩脉无孕之理。又与三五帖，脉之稍觉虚豁，予悟曰：药太峻矣。令止前药，与四物汤，倍加白术，佐以陈皮，至三十帖，候脉完④再与消石丸。至四五次，忽自言块消一晕，便令莫服。又半月，经行痛甚，下黑血半升，内有如椒核数十粒，乃块消一半，又来索药，以消余块。余晓之曰：勿性急，块已开矣，不可又攻，若次月经行当尽消矣。次月经行，下少黑血块，又消一晕，又来问药。余曰：但守禁忌，至次月必消尽。已而果然。大凡攻击之药，有病则病受之，病邪轻而药力重，则胃气受伤。夫胃气者，清纯冲和之气也，惟与谷肉菜果相宜。盖药石皆是偏胜之气，虽参芪辈为性亦偏，

---

① 外：原脱，据元本、医统本补。

② 表：庚子本作"里"。

③ 不：庚子本作"表"。

④ 完：原作"丸"据元本、医统本改。

况攻击之药乎！此妇胃气自弱，好血亦少，若块尽而却药，胃气之存者几希矣！议论至此，医云乎哉！

治病先观形色然后察脉问证论

经曰：诊脉^①之道，观人勇怯、肌肉、皮肤，能知其情，以为诊法也。凡人之形，长不及短，大不及小，肥不及瘦；人之色，白不及黑，嫩不及苍，薄不及厚。而况肥人湿多，瘦人火多；白者肺气虚，黑者肾气足；形色既殊，脏腑亦异，外证虽同，治法迥别。所以肥人贵^②脉浮，瘦人贵脉沉，躁人疑脉缓，缓人疑脉躁，以其不可一概观也。试陈一二，幸以例推。

东阳陈兄，露筋骨^③，体稍长，患体虚而劳，头痛甚，至有诀别之言。余察其脉弦而大带数，以人参、白术为君，川芎、陈皮为佐，至五六日未减，众皆讶之，以药之不对也。余曰：药力有次第矣，更少俟一二宿当自安。忽其季来问曰^④：何不少加黄芪？予笑不答。又经一宿，忽自言病顿愈。予脉之，觉指下稍盛。又半日，病者言膈上满，不觉饥，视其腹纹已隐矣。予曰：夜来药中莫加黄芪否？曰：然。止与三帖。遂速与二陈汤加厚朴、枳壳、黄连，以泻其卫，三帖而安。

又浦江义门郑兄，年二十余，秋间大发热，口渴，妄言妄见，病似邪鬼，七八日后召我治。脉之两手洪数而实，视其形

---

① 脉：《素问·经脉别论》作"病"。

② 贵：医统本作"责"。下"贵"同。

③ 骨：医统本无此字。

④ 曰：医统本无此字。

肥，面赤带白，却喜露筋，脉本不实，凉药所致。此因劳倦成病，与温补药自安。曰：柴胡七八帖矣。以黄芪附子汤，冷与之饮，三帖后，困倦鼾睡，微汗而解，脉亦稍软。继以黄芪白术汤，至十日，脉渐收敛而小，又与半月而安。

夫黄芪，补气药也。此两人者，一则气虚，一则气实，便有宜不宜存焉，可不审乎。

大病不守禁忌论

病而服药，须守禁忌，孙真人《千金方》言之详矣。但不详言所以守禁忌之由，敢陈其略，以为规戒。夫胃气者，清纯冲和之气，人之所赖以为生者也。若谋虑神劳，动作形苦，嗜欲无节，思想不遂，饮食失宜，药饵违法，皆能致伤。既伤之后，须用调补。恬不知怪，而乃[1]恣意犯禁，旧染之证，尚未消退；方生之证[2]，与日俱积。吾见医将日不暇给，而伤败之胃气，无复完全之望，去死近矣。

予族叔，形色俱实，痎疟又患痢，自恃强健能食，绝无忌惮。一日召予曰：我虽病却健而能食，但苦汗出耳，汝能止此汗否？予曰：痎疟非汗出不能愈也，可虑者正在健与能食耳。此非痢也，胃热善消，脾病不化，食积与病势已甚矣。此时节择饮食以养胃气，省出入以避风寒，候汗透而安。叔曰：世俗谓无饱死痢，我今能食，何谓可虑？予[3]曰：痢而能食者，知

---

① 恬不知怪，而乃：庚子本作"而乃恬不知怪"。

② 尚未消退；方生之证：医统本无此八字。

③ 予：元本、医统本作"余"。

胃气未病也，故言不死，非谓恣食不节择者。不从所言，恣口大嚼，遇渴又多啖水果。如此者月余后，虽欲求治，不可著手矣，淹淹又月余而死。《内经》以骄恣不伦于理为不治之病，信哉！

又周其姓者，形色俱实，患痢善食而易饥，大嚼不择者五日矣。予责之曰：病中当调补自养，岂可滋味戕贼。遂教之只用熟萝卜吃粥耳①，少与调治，半月而安。

虚病痰病有似邪祟论

血气者，身之神也。神既衰乏，邪因而入，理或有之。若夫血气两亏，痰客中焦，妨碍升降，不得运用，以致十二官各失其职，视听言动皆有虚妄，以邪治之，其人必死，吁哉冤乎！谁执其咎！

宪幕之子傅兄，年十七八，时暑月，因大劳而渴，恣饮梅浆，又连得大惊三四次，妄言妄见，病似邪鬼。诊其脉，两手皆虚弦而带沉数，予曰：数为有热，虚弦是大惊，又梅酸之浆郁于中脘，补虚清热，导去痰滞，病乃可安。遂与人参、白术、陈皮、茯苓、芩、连等浓煎汤，入竹沥、姜汁，与旬日未效。众皆尤药之不审。余脉之，知其虚之未完，与痰之未导也，仍与前方入荆沥，又旬日而安。

外弟岁一日醉饱后，乱言，妄语妄见，询之，系伊亡兄附体，言生前事甚的，乃叔在旁叱之。曰：非邪，食腥与酒太过，

---

① 耳：原作"且"，据医统本改。

痰所为耳。灌盐汤一大碗，吐痰一二升，汗因大作，困睡一宵而安。

又金氏妇壮年，暑月赴筵归，乃姑询其坐次失序，遂赧然自愧，因成此病，言语失伦，其中又多间一句曰，奴奴不是。脉皆数而弦。余曰：此非邪乃病也。但与补脾清热导痰，数日当自安。其家不信，邀数巫者喷水而咒之，旬余而死。或问曰：病非邪而邪治之，何遽至于死？余曰：暑月赴宴，外境蒸热，辛辣适口，内境郁热，而况旧有积痰，加之愧闷，其痰与热何可胜言。今乃惊以法尺，是惊其神而血不宁也；喷以法水，是审①其体，密其肤，使汗不得泄也。汗不泄则蒸热内燔，血不得宁则阴消而阳不能独立也，不死何俟！或曰：《外台秘要》有禁咒一科，庸可废乎？予曰：移精变气乃小术耳，可治小病。若内有虚邪，外有实邪，当用正大之法，自有成式，昭然可考。然符水惟膈上热痰，一呷凉水，胃热得之，岂不清快，亦可取安。若内伤而虚，与冬严寒，符水下咽，必冰胃而致害②。彼郁热在上，热邪在表，须以汗解，率得清冷，肤腠固密，热何由解？必致内攻，阴阳离散，血气乖争，去死为近。

面鼻得冷则黑论

诸阳聚于头，则面为阳中之阳。鼻居面中央，而阳明起于頞③中，一身之血运到面鼻，到面鼻阳部，皆为至清至精之血

---

① 审：庚子本作"冰"。

② 害：原脱 据医统本补。

③ 頞（è遏）：原误作"额"，今从《灵枢·经脉》改。

矣。酒性善行而喜升，大热而有峻急之毒。多酒之人，酒气熏蒸，面鼻得酒，血为极热，热血得冷，为阴气所抟，汙浊凝结，滞而不行，宜其先为紫，而后为黑色也。须用融化滞血，使之得流，滋生新血，可以运化，病乃可愈。予为酒制四物汤，加炒片茯苓、陈皮、生甘草、酒红花、生姜煎，调五灵脂末饮之，气弱者加酒黄芪，无有不应者。

胎自堕论

阳施阴化，胎孕乃成。血气虚损，不足荣养，其胎自堕；或劳怒伤情，内火便[①]动，亦能堕胎。推原其本，皆因于热，火能消物，造化自然，《病源》乃谓风冷伤于子脏而堕，此未得病情者也。

予见贾氏妇，但有孕至三个月左右必堕，诊其脉，左手大而无力，重取则涩，知其少血也。以其妙年，只补中气，使血自荣。时正初夏，教以浓煎白术汤下黄芩末一钱，服三四十帖，遂得保全而生。因而思之，堕于内热而虚者，于理为多。曰热曰虚，当分轻重，好生之工，幸毋轻视。

难产论

世之难产者，往往见于郁闷安佚之人，富贵奉养之家，若贫贱辛苦者无有也。方书止有瘦胎饮一论，而其方为湖阳公主

---

① 便：庚子本作"妄"。

作也，实非极至之言。何者？见有此方，其难自若。予族妹苦于难产，后遇胎孕则触而去之，余甚悯焉。视其形肥而勤于针指，构思旬日，忽自悟曰：此正与湖阳公主相反，彼奉养之人，其气必实，耗其气使和平，故易产。今形肥知其气虚，久坐知其不运，而其气愈弱久坐①，胞胎因母气不能自运耳。当补其母之气，则儿健而易产。今其有孕至五六个月，遂于《大全方》紫苏饮加补气药，与十数帖，因得男而甚快。后遂以此方，随母之形色性禀，参以时令加减与之，无不应者，因名其方曰大达生散。

难产胞损淋沥论

常见尿胞因收生者不谨，以致破损而得淋沥病，遂为废疾。一日有徐姓妇，壮年得此，因思肌肉破伤，在外者且可补完，胞虽在腹，恐亦可治。遂诊其脉，虚甚，曰：难产之由，多是气虚；难产之后，血气尤虚，试与峻补。因以参、术为君，芎、归为臣，桃仁、陈皮、黄芪、茯苓为佐，而煎以猪羊胞中汤，极饥时饮之，但剂率用一两，至一月而安。盖是气血骤长，其胞自完，恐稍迟缓，亦难成功。

胎妇转胞病论

转胞病，胎妇之禀受弱者，忧闷多者，性急躁者，食味厚

---

① 久坐：庚子本无此二字。

者，大率有之。古方皆用滑利疏导药，鲜有应效。因思胞为胎所堕，展在一边，胞系了戾不通耳。胎若举起，悬在中央，胞系得疏，水道自行。然胎之坠下，必有其由。一日吴宅宠人患此，脉之两手似涩，重取则弦，然左手稍和，余曰：此得之忧患。涩为血少气多，弦为有饮，血少则胞①弱而不能自举，气多有饮，中焦不清而溢，则胞之所避而就下，故坠。遂以四物汤加参、术、半夏、陈皮、生甘草、生姜、空心饮，随以指探喉中，吐出药汁，俟少顷气定，又与一帖，次早亦然，如是与八帖而安。此法未为的确，恐偶中耳。后又历用数人亦效，未知果如何耶！仲景云：妇人本肥盛且举自满，全羸瘦且举空减，胞系了戾，亦致胞转。其义未详，必有能知之者。

乳　硬　论

乳房，阳明所经。乳头，厥阴所属。乳子之母，不知调养，怒忿所逆，郁闷所遏，厚味所酿，以致厥阴之气不行，故窍不得通而汁不得出；阳明之血沸腾，故热甚而化脓。亦有所乳之子，膈有滞痰，口气燃热，含乳而睡，热气所吹，遂生结核。于初起时，便须忍痛，揉令稍软，吮令汁透，自可消散。失此不治，必成痈疖。治法：疏厥阴之滞以青皮，清阳明之热细研石膏，行污浊之血以生甘草之节，消肿导毒以瓜蒌子，或加没药、青橘叶、皂角刺、金银花、当归，或汤或散，或加减随意消息，然须以少酒佐之。若加以艾火两三壮于肿处，其效

---

① 胞：庚子本作"胎"。

尤捷。彼村^①工喜于自炫，便用针刀引惹拙痛^②，良可哀悯！若夫不得于夫，不得于舅姑，忧怒郁闷，昕夕积累，脾气消阻，肝气横逆，遂成隐核，如大棋子，不痛不痒，数十年后方为疮陷，名曰奶岩，以其疮形嵌凹似岩穴也，不可治矣。若于始生之际，便能消释病根，使心清神安，然后施之以治法，亦有可安之理。予族侄妇年十八时，曾得此病，察其形脉稍实，但性急躁，伉俪自谐，所难者后姑耳。遂以本草单方青皮汤，间以加减四物汤，行以经络之剂，两月而安。

受 胎 论

　　成胎以精血之后先分男女者，褚澄之论，愚切惑焉。后阅李东垣之方，有曰：经水断后一二日，血海始净，精胜其血，感者成男；四五日后，血脉已旺，精不胜血，感者成女，此确论也。《易》曰：乾道成男，坤道成女，夫乾坤，阴阳之情性也；左右，阴阳之道路也；男女，阴阳之仪象也。父精母血，因感而会，精之施也。血能摄精成其子，此万物资始于乾元也；血成其胞，此万物资生于坤元也。阴阳交媾，胎孕乃凝，所藏之处，名曰子宫。一系在下，上有两歧，一达于左，一达于右。精胜其血，则阳为之主，受气于左子宫而男形成；精不胜血，则阴为之主，受气于右子宫而女形成。或曰：分男分女，吾知之矣。男不可为父，女不可为母，与男女之兼形者，又若何而分之耶？余曰：男不可为父，得阳气之亏者也。女不可为母，

---

① 村：医统本作"庸"。
② 痛：医统本作"病"。

得阴气之塞者也。兼形者，由阴为驳气所乘而成，其类不一。以女函男有二，一则遇男为妻，遇女为夫，一则可妻而不可夫。其有女具男之全者，此又驳之甚者。或曰：驳气所乘，独见于阴，而所乘之形，又若是之不同耶？予曰：阴体虚，驳气易于乘也。驳气所乘，阴阳相混，无所为主，不可属左，不可属右，受气于两歧之间，随所得驳气之轻重而成形，故所兼之形，有不可得而同也。

人迎气口论

六阳六阴脉，分属左右手。心、小肠、肝、胆、肾、膀胱在左，主血；肺、大肠、脾、胃、命门、三焦在右，主气。男以气成胎，故气为之主。女以血成胎，故血为之主。若男子久病，气口充于人迎者，有胃气也，病虽重可治。女子久病，人迎充于气口者，有胃气也，病虽重可治。反此者逆。或曰：人迎在左，气口在右，男女所同，不易之位也。《脉法》赞曰：左大顺男，右大顺女，何子言之悖耶？曰：《脉经》一部，王叔和谆谆于教医者，此左右手以医者为主而言，若主于病者，奚止千里之谬！

春 宣 论

春，蠢也。阳气升浮，草木萌芽，蠢然而动。前哲谓春时人气在头，有病宜吐。又曰：伤寒大法，春宜吐。宣之为言扬也。谓吐之法，自上出也。今之世俗，往往有疮痍者，膈满者，虫积者，以为不于春时宣泻以毒药，不可愈也。医者遂用牵牛、巴豆、大黄、枳壳、防风辈为丸，名之曰春宣丸，于二月、三月服之，得下利而止。于初泻之时，脏腑得通，时暂轻快。殊不知气升在上，则在下之阴甚弱，而用利药戕贼其阴，其害何可胜言。况仲景用承气汤等下药，必有大满大实坚，有燥屎转矢气下逼迫，而无表证者，方行此法。可下之证未悉具，犹须迟以待之。泄利之药，其可轻试乎！

余伯考形肥骨瘦，味厚性沉，五十岁，轻于听信，忽于三月半赎春宣丸一帖，服之下两三行，每年率以为常。至五十三岁时，七月初炎热之甚，无病暴死，此岂非妄认春宣为春泻而致祸耶？自上召下曰宣，宣之一字，吐也明矣。张子和先生已详论之，昔贤岂妄言哉？详之审订无疑。后之死者，又有数人，愚故表而出之，以为后人之戒。

醇酒宜冷饮论

醇酒之性，大热有①大毒，清香美味，既适于口，行气和血，亦宜于体，由是饮者不自觉其过于多也。不思肺属金，性畏火，其体脆，其位高，为气之主，肾之母，木之夫。酒下咽膈，肺先受之。若是醇者，理宜冷饮，过于肺，入于胃，然后渐温。肺先得温中之寒，可以补气，一益也；次得寒中之温，可以养胃，二益也；冷酒行迟，传化以渐，不可恣饮，三益也。古人终日百拜，不过三爵，既无酒病，亦免酒祸。今余稽之于《礼经》，则曰：饮剂视冬时。饮剂，酒

---

① 有：医统本无此字。

也；视，犹比也；冬时，寒也。参之《内经》，则曰：热因寒用。厥旨深矣。今则不然，不顾受伤，只图取快，盖热饮有三乐存焉，膈滞通快，喉舌辛美，盖行可多。不知酒性喜升，气必随之，痰郁于上，溺涩于下，肺受贼邪，金体必燥；恣饮寒凉，其热内郁，肺气得热，必大伤耗。其始也病浅，或呕吐，或自汗，或疮痏，或自泄，或心脾痛，尚可发散而去之。若其久也，为病深矣，为消为渴，为内疽，为肺痿，为内痔，为鼓胀，为失明，或喘哮，为劳嗽，为癫痫，亦为难明之病，倘非具眼，未易处治，可不谨乎！或曰：人言一盏冷酒，须二盏血乃得行，酒不可冷饮明矣。余曰：此齐东之语耳。今参之于经，证之以理，发之为规戒，子以为迂耶？

痈疽当分经络论

六阳经、六阴经之分布周身，有多气少血者，有少气多血者，有多气多血者，不可一概论也。若夫要害处，近虚怯薄处，前哲已曾论及，惟分经之言未闻也，何则？诸经惟少阳、厥阴经之生痈疽，理宜预防，以其多气少血，其血本少，肌肉难长，疮久未合，必成死证。其有不思本经少血，遽用驱毒利药，以伐其阴分之血，祸不旋踵矣。请述一二成败之迹，以告来者。

余从叔父平生多虑，质弱神劳，年近五十，忽左膊外侧廉上起一小红肿，大约如栗。予视之曰：慎勿轻视，且生与人参大料作汤，得二三[①]斤为好。人未之信，漫进小帖数服，未解

---

① 二三：元本作"一二"。

而止。旬余值大风拔木，疮上起一道红如线，绕至背胛，直抵右胁，予曰：必大料人参，少加当归、川芎、陈皮、白术等补剂与之。后与此方，两阅月而安。

又东阳李兄，年逾三十，形瘦肤厚，连得忧患，又因作劳，且过于色，忽左腿外侧廉上一红肿，其大如栗。一医问其大腑坚实，与承气两帖下之，不效；又一医教与大黄、朱砂、生粉草、麒麟竭，又二三帖；半月后召予视之，曰：事去矣。

又一李兄，年四十余而面稍白，神甚劳，忽胁下生一红肿如桃。一人教用补[1]剂，众笑且排，于是流气饮、十宣散杂而进之。旬余召予视之，予曰：非惟不与补药，抑且多得解利，血气俱惫矣。已而果然。或曰：太阳经非多血少气者乎？何臀痈之生，初无甚苦，往往间有不救者，吾子其能治之乎？予曰：臀居小腹之后，而又在其下，此阴中之阴也。其道远，其位僻，虽曰多血，气运不到，气既不到，血亦罕来。中年之后，不可生痈，才有痛肿，参之脉证，但见虚弱，便与滋补，血气无亏，可保终吉。若用寻常驱热拔毒纾气之药，虚虚之祸，如指诸掌。

脾 约 丸 论

成无己曰：约者，结约之约。又约束之约[2]胃强脾弱，约束津液不得四布，但输膀胱，故小便数而大便硬，故曰脾约。与此丸以下脾之结燥，肠润结化，津流入胃，大便利，小便少而愈矣，愚切有疑焉。何者？既曰约，脾弱不能运也。脾弱则

---

[1] 补：元本、医统本作"神"。

[2] 又约束之约：医统本无此五字。

土亏矣，必脾气之散，脾血之耗也。原其所由，久病、大下、大汗之后，阴血枯槁，内火燔灼，热伤元气，又伤于脾，而成此证。伤元气者，肺金受火，气无所摄。伤脾者，肺为脾之子，肺耗则液竭，必窃母气以自救，金耗则木寡于畏，土欲不伤，不可得也。脾失转输之令，肺失传送之官，宜大便秘而难下，小便数而无藏蓄也。理宜滋养阴血，使孤阳之火不炽，而金行清化，木邪有制，脾土清健而运行，精液乃能入胃，则肠润而通矣。今以大黄为君，枳实、厚朴为臣，虽有芍药之养血，麻仁、杏仁之温润为之佐使，用之热甚而气实者，无有不安。愚恐西北二方，地气高厚，人禀壮实者可用。若用于东南之人，与热虽盛而血气不实者，虽得暂通，将见脾愈弱而肠愈燥矣。后之欲用此方者，须知在西北以开结为主，在东南以润燥为主，慎勿胶柱而调瑟。

臌　胀　论

心肺，阳也，居上；肝肾，阴也，居下；脾居中亦阴也，属土。经曰：饮食入胃[①]，游溢精气，上输于脾，脾气散精，上归于肺，通调水道，下输膀胱。水精四布，五经并行。是脾具坤静之德，而有乾健之运，故能使心肺之阳降，肾肝之阴升，而成天地交之泰，是为无病之人。今也七情内伤，六淫外侵，饮食不节，房劳致虚，脾土之阴受伤，转输之官失职，胃虽受谷，不能运化，故阳自升，阴自降，而成天地不交之否。于斯

---

① 饮食入胃　《素问》作"饮入于胃"。

时也，清浊相混，隧道壅塞，气化浊血瘀郁而为热，热留而久，气湿湿之相生[①]，遂成胀满，经曰臌胀是也。以其外虽坚满，中空无物，有似于鼓，其病胶固，难以治疗，又名曰蛊，若虫侵蚀，有蛊之义。验之治法，理宜补脾，又须养肺金以制木，使脾无贼邪之虑。滋肾水以制火，使肺得清化之令。却盐味以防助邪，断妄想以保母气，无有不安。医不察病起于虚，急于作效，炫能希赏。病者苦于胀急，喜行利药，以求一时之快。不知宽得一日半日，其肿愈甚，病邪甚矣，真气伤矣，去死不远。古方惟禹余粮丸，又名石中黄丸，又名紫金丸，制肝补脾，殊为切当，亦须随证，亦须顺时，加减用之。

余友俞仁叔，儒而医，连得家难，年五十得此疾，自制禹余粮丸服之。予诊其脉，弦涩而数紧曰：此丸新制，锻炼之火邪尚存，温热之药太盛[②]，宜自加减，不可执方。俞笑曰：今人不及古人，此方不可加减。服之一月，口鼻见血色，骨立而死。

又杨兄年近五十，性嗜好酒，病疟半年，患胀病，自察必死，来求治。诊其脉，弦而涩，重则大，疟未愈，手足瘦而腹大，如蜘蛛状。予救[③]以参、术为君，当归、川芎、芍药为臣，黄连、陈皮、茯苓、厚朴为佐，生甘草些少，作浓汤饮之，一日定三次，彼亦严守戒忌。一月后，疟因汗而愈；又半年，小便长而胀愈。中间虽稍有加减，大意只是补气行湿。

又陈氏年四十余，性嗜酒，大便时见血，于春间患胀，色

---

① 气湿湿之相生：元本、医统本作"气化成湿，湿热相生"。

② 盛：元本、医统本作"多"。

③ 救：元本、医统本作"教"。

黑而腹大，其形如鬼。诊其脉，数而涩，重似弱，予以四物汤加黄连、黄芩、木通、白术、陈皮、厚朴、生甘草作汤与之，近一年而安。

一补气，一补血，余药大率相出入，皆获安，以保天寿。或曰：气无补法，何子补气而获安，果有说以通之乎？予曰：气无补法，世俗之言也。以气之为病，痞闷壅塞，似难于补，恐增病势。不思正气虚者，不能运行，邪滞所著而不出，所以为病。经曰：壮者气行则愈，怯者著而成病。苟或气怯不用补法，气何由行！或曰：子之药审则审矣，何效之迟也？病者久在床枕，必将厌子之迂而求速效者矣。予曰：此病之起，或三五年，或十余年，根深矣，势笃矣，欲求速效，自求祸耳。知王道者，能治此病也。或曰：胀病将终不可与利药耶？予曰：灼知其不因于虚，受病亦浅，脾胃尚壮，积滞不病[1]，而又有可下之证，亦宜略与疏导，若授张子和浚川散、禹功丸为例，行迅攻之策[2]，实所不敢。

疝　气　论

疝气之甚者，睾丸连小腹急痛也。有痛在睾丸者，有痛在五枢穴边者，皆足厥阴之经也。或有形，或无形，或有声，或无声，有形如瓜，有声如蛙[3]，自《素问》以下，历代名医皆以为寒。盖寒主收引，经络得寒，故引不行，所以作痛，理固然

---

① 病：元本、医统本作"痛"。
② 策：庚子本作"药"。
③ 如蛙：原脱，据医统本补，元本作"如蝉"。

也。有得寒而无疝者，又必有说以通之可也。予尝屡因门户雪上有霜，没脐之水，踢冰徒涉，不曾病此，以予素无热在内也。因而思之，此证始于湿热在经，郁而至久，又得寒气外束，湿热之邪不得疏散，所以作痛，若只作寒论，恐为未备。或曰：厥阴一经，其道远，其位卑，郁积湿热，何由而致？予曰：大劳则火起于筋，醉饱则火起于胃，房劳则火起于肾，大怒则火起于肝。本经火积之久，母能生子虚，湿气便盛。厥阴属木系于肝，为将军之官，其性急速，火性且又暴，为寒所束，宜其痛之大暴也。愚见有用乌头、栀子等分，作汤用之，其效亦敏。后因此方随证与形加减用之，无有不应。然湿热又须分多少而始治，但湿者肿多癞病是也。又有挟虚而发者，当以参术为用，而以疏导药佐之。诊其脉，有甚沉紧而大豁无力者是也，其痛亦轻，惟觉重坠牵引耳。

秦桂丸论

无子之因，多起于妇人。医者不求其因起于何处，遍阅古方，惟秦桂丸其辞确，其意专，用药温热，近乎人情，欣然授之，锐然服之，甘受燔灼之祸，犹且懵然不悔。何者？阳精之施也，阴血能摄之，精成其子，血成其胞，胎孕乃成。今妇人之无子者，率由血少不足以摄精也。血之少也，固非一端，然欲得子者，必须补其阴血，使无亏矣[①]，乃可推其有余，以成胎孕。何乃轻用热剂，煎熬脏腑，血气沸腾，祸不旋踵矣。或曰：

---

① 矣：元本、医统本作"欠"。

春气温和则万物发生，冬气寒凛则万物消殒，非秦桂丸之温热，何由得子脏温暖而成胎耶！予曰：诗言妇人和平则乐有子，和则气血不乖，平则阴阳不争。今得此药，经血转紫黑，渐成衰少，或先或后，始则饮食骤进，久则口苦而干，阴阳不平，血气不和，疾病蜂起，焉能成胎？纵使[①]成胎生子，亦多病而不寿。以秦桂丸之耗损天真之阴也，戒之慎之！

郑廉使之子，年十六，求医曰：我生七个月患淋病，五日七日必一发，其发也大痛，扪地叫天，水道方行，状如漆如粟者，约一盏许，然后定。诊其脉，轻则涩，重则弦；视其形瘦而稍长，其色青而苍。意其父必因多服下部药，遗热在胎，留于子之命门而然。遂以紫雪和黄柏细末，丸梧子大，晒十分干，而与二百丸作一服，经二时又与三百丸作一服[②]，率以热汤下，以食物压之。又经半日，痛大作连腰腹，水道乃行，下如漆和粟者一大碗许，其病减十分之八。后张子忠以陈皮一两，桔梗、木通各半两，作一帖与之，又下漆粟者一合许，遂安。父得燥热，且能病子，况母得之者乎！余书此以证东垣红丝瘤之事。

恶寒非寒病恶热非热病论

经曰：恶寒战栗，皆属于热。又曰：禁栗如丧神守，皆属于火。恶寒者，虽当炎月，若遇风霜，重绵在身，自觉凛凛战栗。禁栗，动摇之貌；如丧神守，恶寒之甚。曰：病热甚而反

① 使：原脱，据元本、医统本补。
② 经二时又与三百丸作一服：医统本无此十一字。

觉自冷，此为病热，实非寒也。或曰：往往见有得热药而少愈者何也？予曰：病热之人，其气炎上，郁为痰饮，抑遏清道，阴气不升，病热尤甚，积痰得热，亦为暂退，热势助邪，其病益深。或曰：寒热如此，谁敢以寒凉与之，非杀之而何？予曰：古人遇战栗之证，有以大承气下燥粪而愈者。恶寒战栗，明是热证，但有虚实之分耳。经曰：阴虚则发热。夫阳在外为阴之卫，阴在内为阳之守。精神外驰，嗜欲无节，阴气耗散，阳无所附，遂致浮散于肌表之间而恶热也，实非自^①热，当作阴虚治之，而用补养之法可也。

或曰：恶寒非寒，宜用寒药；恶热非热，宜用补药，甚骇耳目，明示我之法可乎？予曰：进士周本道，年逾三十，得恶寒病，服附子数日而病甚，求予治。诊其脉，弦而似缓，予以江茶入姜汁、香油些少，吐痰一升许，减绵大半。周甚喜，予曰：未也，燥热已多，血伤亦深，须淡食以养胃，内观以养神，则水可生而火可降。彼勇于仕进，一切务外，不守禁忌。予曰：若多与补血凉药亦可稍安，内外不静，肾水不生，附毒必发。病安后，官于婺城，巡夜冒寒，非附子不可疗，而性怕生姜，只得以猪腰子作片煮附子，与三帖而安。予曰：可急归。知其附毒易发，彼以为迁。半年后，果发背而死。

又司丞叔，平生脚自踝以下常觉热，冬不可加绵于上，常自言曰：我禀质壮，不怕冷。予曰：此足三阴之虚，宜早断欲事，以补养阴血，庶乎可免。笑而不答。年方五十，患痿，半年而死。

---

① 自：医统本作"有"。

观此二人，治法盖可知矣。或曰：伤寒病恶寒、恶热者亦是虚耶？予曰：若病伤寒者，自外入内，先贤论之详矣。

经水或紫或黑论

经水者，阴血也。阴必从阳，故其色红，禀火色也。血为气之配，气热则热，气寒则寒，气升则升，气降则降，气凝则凝，气滞则滞，气清则清，气浊则浊。往往见有成块者，气之凝也；将行而痛者，气之滞也；来后作痛者，气血俱虚也；色淡者亦虚也；错经妄行者，气之乱也；紫者气之热也；黑者热之甚也。人但见其紫者、黑者、作痛者、成块者，率指为风冷，而行温热之剂，祸不旋踵矣。良由《病源》论月水诸病，皆曰风冷乘之，宜其相习而成俗也。或曰：黑，北方水之色也。紫淡于黑，非冷而何？予曰：经曰亢则害，承乃制。热甚者必兼水化，所以热则紫，甚则黑也。况妇人性执而见鄙，嗜欲加倍，脏腑厥阴之火，无日不起，非热而何？若夫风冷必须外得，设或有之，盖千百而一二者也。

石 膏 论

本草，药之命名，固有不可晓者，中间亦多有意义，学者不可以不察。以色而名者，大黄、红花、白前、青黛、乌梅之类是也；以形而名者，人参、狗脊、乌头、贝母、金铃子之类是也；以气而名者，木香、沉香、檀香、麝香、茴香之类是也；以质而名者，厚朴、干姜、茯苓、生熟地黄之类是也；以味而名者，甘草、苦参、淡竹叶、草龙胆、苦酒之类是也；以形[①]而名者，百合、当归、升麻、防风、滑石之类是也；以时而名者，半夏、茵陈、冬葵、寅鸡、夏枯草之类是也。以石膏火煅细研，醋调封丹炉，其固密甚于脂，苟非有膏，焉能为用？此兼质与能而得名，正与石脂同意。阎孝忠妄以方解石为石膏。况石膏其味甘而辛，本阳明经药，阳明主肌肉。其甘也，能缓脾益气，止渴去火；其辛也，能解肌出汗，上[②]行至头，又入手太阴、手少阳。彼方解石者，止有体重质坚性寒而已，求其所谓有膏，而可为三经之主治者焉在哉？医欲责效，不亦难乎！

脉大必病进论

脉，血之所为，属阴。大，洪之别名，火之象，属阳。其病得之于内伤者，阴虚为阳所乘，故脉大，当作虚治之。其病得之于外伤者，邪客于经，脉亦大，当作邪胜治之。合二者而观之，皆病证方长之势也，谓之病进不亦宜乎！海藏云：君侵臣之事也。孰为是否，幸有以教之。

生气通天论病因章句辨

《礼记》曰：一年视离经，谓离析经理，在乎章句之绝。《内经·生气通天论》病因四章，第一章论因于寒，欲如运枢。以

---

① 形：元本、医统本作"能"。
② 上：原作"主"，据医统本、元本改。

下三句与上文意不相属，皆衍文也。体若燔炭，汗出而散两句，当移于此。夫寒邪初客于肌表，邪郁而为热，有似燔炭，得汗则解，此仲景麻黄汤之类是也。第二章论因于暑。暑者，君火为病，火主动则散，故自汗烦渴而多言也。第三章论因于湿。湿者，土浊之气。首为诸阳之会，其位高而气清，其体虚故聪明得而系焉。浊气熏蒸，清道不通，沉重而不爽利，似乎有物以蒙冒之，失而不治，湿郁为热，热留不去，大筋软短者，热伤血，不能养筋，故为拘挛；小筋弛长者，湿伤筋，不能束骨，故为痿弱。因于湿，首如裹，各三字为句。湿热不攘以下，各四字为句，文正而意明。第四章论因于气为肿。下文不序病证，盖是脱简。四维相代三^①句，与上文意不相属，亦衍文也。王太仆曰：暑热、湿、气三病，皆以为发于伤寒之毒，次第相仍，展转生病，五段通为一章，余有疑焉。暑病不治，伏而生热，热久生湿，湿久气病，盖有之矣。《内经》止有冬伤于寒，不即病，至夏有热病之言，未闻寒毒伏藏，至夏发于暑病。至于湿病，亦蒙上文之热，谓反湿其首，若湿物裹之，望除其热。当以因于湿首为句，如裹湿又为句，则湿首之湿，裹湿之湿，皆人为也。与上下文列言寒暑之病，因文义舛乖，不容于不辩。或曰：先贤言温湿、寒湿、风湿矣，未闻有所谓湿热病者，考之《内经》亦无有焉，吾子无乃失之迂妄耶？予曰：六气之中，湿热为病，十居八九。《内经》发明湿热，此为首出。至真要大^②论曰：湿土甚而热，其间或言湿而热在中者，或曰热而湿在中者，此圣人爱人论道之极致，使天下后世不知湿热之治法者，太仆启之也。君其归取《原病式》熟读而审思之，幸甚！

太仆章句

因于寒，欲如运枢，起居如惊，神气乃浮。

因于暑，汗，烦则喘喝，静则多言，体若燔炭，汗出而散。

因于湿<small>首句</small>，如裹湿<small>句</small>，热不攘<small>句</small>，大筋软短，小筋弛长，软短为拘，弛长为痿。

因于气为肿。<small>云云。</small>

新定章句

因于寒，体若燔炭，汗出而散。

因于暑，汗，烦则喘喝，静则多言。

因于湿<small>句</small>，首如裹<small>句</small>，湿热不攘<small>句</small>，大筋软短，小筋弛长，软短为拘，弛长为痿。

因于气为肿<small>云云。</small>

倒 仓 论

经曰：肠胃为市。以其无物不有，而谷为最多，故谓之仓，若积谷之室也。倒者，倾去积旧而涤濯，使之洁净也。胃居中属土，喜容受而不能自运者也。人之饮食，遇适口之物，宁无过量而伤积之乎？七情之偏，五味之厚，宁无伤于冲和之德乎？糟粕之余，停痰瘀血，互相纠缠，日积月深，郁结成聚，甚者如核桃之穰，诸般奇形之虫，中宫不清矣，土德不和矣^①。诚于中形于外，发为瘫痪，为劳瘵，为蛊胀，为癫疾，为无名奇病。先哲制为万病丸、温白丸等剂，攻补兼施，寒热并用，期中病情，非不工巧，然不若倒仓之为便捷也。以黄牡牛，择肥者买一二十斤，长流水煮糜烂，融入汤中为液，以布滤出渣滓，取净汁，再入锅中，文火熬成琥珀色则成矣。每饮一钟，少时又饮，如此者积数十钟。寒月则重汤温而饮之。病在上者，欲其吐多；病在下者，欲其利多；病在中者，欲其吐下俱多，全在活法而为之缓急多寡也。须先置一室，明快而不通风者，以安病人。视所出之物，可尽病根则止。吐利后，或渴不得与汤，其小便必长，取以饮病者，名曰轮回酒。与一二碗，非惟可以止渴，抑且可以涤濯余垢。睡一二日，觉饥甚，乃与粥淡食之。待三日后，始与少菜羹自养，半月觉精神焕发，形体轻健，沉疴悉安矣。其后须五年忌牛肉。

　　吾师许文懿，始病心痛，用药燥热香辛，如丁、附、桂、姜辈，治数十年而足挛痛甚，且恶寒而多呕。甚而至于灵砂、黑锡、黄芽、岁丹，继之以艾火十余万，又杂治数年而痛甚，自分为废人矣，众工亦技穷矣。如此者又数年，因其烦渴恶食者一月，以通圣散与半月余，而大腑逼迫后重，肛门热气如烧，始时下积滞如五色烂锦者，如柏烛油凝者，近半月而病似退，又半月而略思谷，而两足难移，计无所出。至次年三月，遂作此法，节节如应，因得为全人。次年再得一男，又十四年以寿终。其余与药，一妇人久年脚气，吐利而安。

<hr>

^①　矣：医统本作"也"。

又镇海万户萧伯善公，以便浊而精不禁，亲与试之有效。又临海林兄，患久嗽吐红，发热消瘦，众以为瘵，百方不应，召予视之，脉两手弦数，日轻夜重，计无所出，亦因此而安，时冬月也。第二年得一子。

牛，坤土也，黄，土之色也，以顺为德，而效法乎健，以为功者，牡之用也。肉者，胃之乐①也。熟而为液，无形之物也，横散入肉络，由肠胃而渗透肌肤、毛窍、爪甲，无不入也。积聚久则形质成，依附肠胃回薄曲折处，以为栖泊之窠臼，阻碍津液气血，熏蒸燔灼成病，自非剖肠刮骨之神妙，孰能去之？又岂合勺铢两之丸散，所能窍②犯其藩墙户牖乎？窃详肉液之散溢，肠胃受之，其厚皆倍于前，有似乎肿，其回薄曲折处，非复向时之旧，肉液充满流行，有如洪水泛涨，其浮莝陈朽，皆推逐荡漾，顺流而下，不可停留。表者因吐而汗，清道者自吐而涌，浊道者自泄而去，凡属滞碍，一洗而空③。牛肉，全重厚和顺之性，盎然焕然，润泽枯槁，补益虚损，宁无精神焕发之乐乎？正似武王克商之后，散财发粟，以赈殷民之仰望也。其方出于西域之异人，人于中年后亦行一二次，亦却疾养寿之一助也。

相　火　论

太极动而生阳，静而生阴。阳动而变，阴静而合，而生水、火、木、金、土，各一其性。惟火有二，曰君火，人火也；曰

---

① 乐：庚子本作“药”。
② 窍：庚子本作“窥”。
③ 空：元本、医统本作“定”。

相火，天火也。火内阴而外阳，主乎动者也，故凡动皆属火。以名而言，形气相生，配于五行，故谓之君；以位而言，生于虚无，守位禀命，因其动而可见，故谓之相。天主生物，故恒于动；人有此生，亦恒于动。其所以恒于动，皆相火之为也。见于天者，出于龙雷，则木之气；出于海，则水之气也。具于人者，寄于肝肾二部，肝属木而肾属水也。胆者，肝之腑；膀胱者，肾之腑；心胞络者，肾之配；三焦以焦言，而下焦司肝肾之分，皆阴而下者也。天非此火不能生物，人非此火不能有生。天之火虽出于木，而皆本乎地。故雷非伏，龙非蛰，海非附于地，则不能鸣，不能飞，不能波也。鸣也，飞也，波也，动而为火者也。肝肾之阴，悉具相火，人而同乎天也。或曰：相火，天人之所同，何东垣以为元气之贼？又曰：火与元气不两立，一胜则一负。然则，如之何而可以使之无胜负也？曰：周子曰：神发知矣，五性感物而万事出，有知之后，五者之性为物所感，不能不动。谓之动者，即《内经》五火也。相火易起，五性厥阳之火相扇，则妄动矣。火起于妄，变化莫测，无时不有，煎熬真阴，阴虚则病，阴绝则死。君火之气，经以暑与湿言之；相火之气，经以火言之，盖表其暴悍酷烈，有甚于君火者也，故曰相火元气之贼。周子又曰：圣人定之以中正仁义而主静。朱子曰：必使道心常为一身之主，而人心每听命焉。此善处乎火者。人心听命乎道心，而又能主之以静。彼五火之动皆中节，相火惟有裨补造化，以为生生不息之运用耳，何贼之有？或曰：《内经》相火，注曰少阴、少阳矣，未尝言及厥阴、太阳，而吾子言之何耶？曰：足太阳、少阴，东垣尝言之矣，治以炒柏，取其味辛能泻水中之火是也。戴人亦言：胆与三焦寻火治，肝和胞络都无异。此历指龙雷之火也。予亦备述天人之火皆生于动，如上文所云者，实推广二公之意。或曰：《内经》言火不一，往往于六气中见之，言脏腑者未之见也。二公岂它有所据耶？子能为我言之乎？经曰：百病皆生于风、寒、暑、湿、燥、火之动而为变者。岐伯历举病机一十九条。而属火者五，此非相火之为病之出于脏腑者乎？考诸《内经》，少阳病为瘈疭，太阳病时眩仆，少阴病瘖、暴瘖、郁冒、不知人，非诸热瞀瘈之属火乎？少阳病恶寒鼓栗，胆病振寒，少阴病洒淅恶寒振栗，厥阴病洒淅振寒，非诸禁鼓栗，如丧神守之属火乎？少阳病呕逆，厥气上行，膀胱病冲头痛，太阳病厥气上冲胸，小腹控睾引腰脊上冲心，少阴病气上冲胸，呕逆，非诸逆冲上之属火乎？少阳病谵妄，太阳病谵妄①，膀胱病狂颠，非诸躁狂越之属火乎？少阳病胕肿善惊，少阴病瘖热以酸，胕肿不能久立，非诸病胕肿，疼酸惊骇之属火乎？又《原病式》曰：诸风掉眩属于肝。火之动也；诸气膹郁病痿属于肺，火之升也；诸湿肿满属于脾，火之胜也；诸痛痒疮疡属于心，火之用也；是皆火之为病，出于脏腑者然也，注文未之发耳。以陈无择之通敏，且以暖炽论君火，日用之火言相火，而又不曾深及，宜乎后之人不无聋瞽也，悲夫！

左大顺男右大顺女论

肺主气，其脉居右寸，脾、胃、命门、三焦各以气为变化

---

① 太阳病谵妄：原脱，据元本、医统本补。

运用，故皆附焉。心主血，其脉居左寸，肝、胆、肾、膀胱皆精血之隧道管库，故亦附焉。男以气成胎，则气为之主；女挟血成胎，则血为之主。男子久病，右脉充于左者，有胃气也，病虽重可治；女子久病，左脉充于右者，有胃气也，病虽重可治。反此者，虚之甚也。或曰：左，心、小肠、肝、胆、肾、膀胱；右，肺、大肠、脾、胃、命门①、三焦。男女所同不易之位也。《脉法》赞曰：左大顺男，右大顺女。吾子之言，非惟左右倒置，似以大为充，果有说以通之乎？曰：大，本病脉也。今以大为顺，盖有充足之义，故敢以充言之。《脉经》一部，谆谆于教为医者尔，此左右当以医者为言，若主于病，奚止于千里之谬。或曰：上文言肝、心出左，脾、肺出右，左主司官，右主司府，下文言左为人迎，右为气口，皆以病人之左右而为言，何若是之相反耶？曰：《脉经》第九篇之第五章，上文大、浮、数、动、长、滑、沉、涩、弱、弦、短、微，此言形状之阴阳；下文关前关后等语，又言部位之阴阳。阴附阳，阳附阴，皆言血气之阴阳。同为论脉之阴阳，而所指不同若此，上下异文，何足疑乎！赞曰：阴病治官非治血乎，阳病治腑非治气乎。由此参考，或恐与经意有合。

茹　淡　论

或问：《内经》谓：精不足者，补之以味。又曰：地食人以五味。古者年五十食肉，子今年迈七十矣，尽却盐醯，岂中道

---

① 门：原脱，据元本、医统本补。

乎? 何子之神茂而色泽也? 曰: 味有出于天赋者, 有成于人为者。天之所赋者, 若谷菽菜果, 自然冲和之味, 有食人[1]补阴之功, 此《内经》所谓味也; 人之所为者, 皆烹饪调和偏厚之味, 有致疾伤[2]命之毒, 此吾子所疑之味也。今盐醯之却, 非真茹淡者, 大麦与粟之咸, 粳米、山药之甘, 葱、薤之辛之类, 皆味也。子以为淡乎! 安于冲和之味者, 心之收, 火之降也; 以偏厚之味为安者, 欲之纵, 火之胜也。何疑之有?《内经》又曰: 阴之所生, 本在五味。非天赋之味乎? 阴之五宫, 伤在五味。非人为之味乎? 圣人防民之具, 于是为备。凡人饥则必食, 彼粳米甘而淡者, 土之德也, 物之属阴而最补者也, 惟可与菜同进。经以菜为充者, 恐于饥时顿食, 或虑过多, 因致胃损, 故以菜助其充足, 取其疏通而易化, 此天地生物之仁也。《论语》曰: 肉虽多, 不使胜食气。《传》曰: 宾主终日百拜, 而酒三行, 以避酒祸。此圣人施教之意也。盖谷与肥鲜同进, 厚味得谷为助, 其积之也久, 宁不助阴火而致毒乎? 故服食家在却谷者则可, 不却谷而服食, 未有不被其毒者。《内经》谓: 久而增气, 物化之常, 气增者, 又夭之由也[3]。彼安于厚味者, 未之思尔。或又问: 精不足者, 补之以味, 何不言气补? 曰: 味, 阴也; 气, 阳也。补精以阴, 求其本也, 故补之以味。若甘草、白术、地黄、泽泻、五味子、天门冬之类, 皆味之厚者也。经曰: 虚者补之。正此意也。上文谓形不足者, 温之以气, 夫为劳倦所伤, 气之虚,

---

① 人: 元本作"八"。

② 伤: 元本、医统本作"伐"。

③ 气增者, 又夭之由也:《素问·至真要大论篇》作"气增而久, 天之由也"。

故不足；温者，养也；温存以养，使气自充，气完①则形完矣，故言温不言补。经曰：劳者温之。正此意也。彼为《局方》者，不知出此，凡诸虚损证，悉以温热佐辅补药，名之曰温补，不能求经旨者也。

呃 逆 论

呃，病气逆也。气自脐下直冲，上出于口而作声之名也。书曰：火炎上。《内经》曰：诸逆冲上，皆属于火。东垣谓：火与元气不两立。又谓：火，气之贼也。古方悉以胃弱言之，而不及火，且以丁香、柿蒂、竹茹、陈皮等剂治之，未审孰为降火，孰为补虚。人之阴气，依胃为养，脾②土伤损，则木气盗③之矣，此土败木贼也。阴为火所乘，不得内守，大④挟相火乘之，故直冲清道而上⑤。故以言胃弱者，阴弱也，虚之甚也。病人见此，似乎死证，然亦有实者，不可不知，敢陈其说。

赵立道年近五十，质弱而多怒，七月炎暑，大饥要⑥饭，其家不能急具，因大怒。两日后得滞下病，口渴，自以冷水调生蜜饮之甚快，滞下亦渐缓。如此者五七日，召予视，脉稍大不数，遂令止蜜水，渴时但令以人参、白术煎汤，调益元散与

---

① 完：庚子本作"充"。

② 脾：元本、医统本作"胃"。

③ 盗：元本、医统本作"侮"。

④ 大：元本、医统本作"木"。

⑤ 而上：原脱，据元本、医统本补。

⑥ 要：元本、医统本为"索"。

之，滞下亦渐收。七八日后，觉倦甚发呃，予知其因下久而阴虚也，令其守前药。然滞下尚未止，又以炼蜜饮之。如此者三日，呃犹未止，众皆尤药之未当，将以姜附饮之。予曰：补药无速效。附子非补阴者，服之必死。众曰：冷水饮[1]多，得无寒乎？予曰：炎暑如此，饮凉非寒，勿多疑，待以日数，力到当自止。又四日而呃止，滞下亦安。

又陈择仁年近七十，厚味之人也，有久喘病，而作止不常。新秋患滞下，食大减，至五七日后呃作，召予视，脉皆大豁，众以为难。予曰：形瘦者尚可为。以人参白术汤下大补丸以补血，至七日而安。

此二人者，虚之为也。

又一女子年逾笄，性躁味厚，暑月因大怒而呃作，每作则举身跳动，神昏不知人，问之乃知暴病。视其形气俱实，遂以人参芦煎汤饮一碗，大吐顽痰数碗，大汗，昏睡，一日而安。人参入手太阴，补阳中之阴者也，芦则反尔，大泻太阴之阳。女子暴怒气上，肝主怒，肺主气，经曰：怒则气逆。气因怒逆，肝木乘火侮肺，故呃大作而神昏。参芦因[2]吐，痰尽气降而火衰，金气复位，胃气得和而解。麻黄发汗，节能止汗；谷属金，糠之性热；麦属[3]阳，麸之性凉。先儒谓物物具太极，学者其可不触类而长，引而伸之乎！

---

① 饮：元本、医统本为"饭"。

② 因：元本、医统本为"喜"。

③ 属：原脱，据元本、医统本补。

房中补益论

或问：《千金方》有房中补益法，可用否？予应之曰：传曰：吉凶悔吝生乎动，故人之疾病亦生于动，其动之极也，病而死矣。人之有生，心为火居上，肾为水居下，水能升而火能降，一升一降，无有穷已，故生意存焉。水之体静，火之体动，动易而静难，圣人于此未尝忘言也。儒者立教，曰正心、收心、养心，皆所以防此火之动于妄也。医者立教，恬淡虚无，精神内守，亦所以遏此火之动于妄也。盖相火藏于肝肾阴分，君火不妄动，相火惟有禀命守位而已，焉有燔灼之虐焰，飞走之狂势也哉！《易·兑》取象于少女。兑，说也。遇少男艮为咸。咸，无心之感也。艮，止也。居①中之法，有艮止之义焉。若艮而不止，徒有戕贼，何补益之有？窃详《千金》之意，彼壮年贪纵者，水之体非向日之静也，故著房中之法，为补益之助，此可用于质壮心静，遇敌不动之人也。苟无圣贤之心，神仙之骨，未易为也。女法水，男法火，水能制火，一乐于与，一乐于取，此自然之理也。若以房中为补，杀人多矣。况中古以下，风俗日偷，资禀日薄，说梦向痴，难矣哉。

天气属金说

邵子曰：天依地，地依天，天地自相依附。《内经》曰：大

---

① 居：元本、医统本作"房"。

气举之也。夫自清浊肇分，天以气运于外而摄水，地以形居中而浮于水者也。是气也，即天之谓也。自其无极者观之，故曰天[1]气，至清、至刚、至健，属乎金者也。非至刚，不能摄此水；非至健，不能运行无息以举地之重；非至清，其刚健不能长上古而不老。或曰：子以天气为属金者，固《易》卦取象之义，何至遂以属金言之乎？善言天者，必有证于人；善言大者，必有譬于小，愿明以告我。曰：天生万物人为贵，人形象天，可以取譬。肺主气，外应皮毛，《内经》谓阳为外卫，非皮毛乎，此天之象也；其包裹骨肉、脏腑于其中，此地之象也；血行于皮里肉腠，昼夜周流无端，此水之象也。合三者而观，非水浮地，天摄水，地悬于中乎！圣人作《易》，取金为气之象，厥旨深哉[2]。

张子和攻击法[3]论

愚阅张子和书，惟务攻击，其意以为正气不能自病，为邪所客，所以为病也。邪去正气自安，因病有在上、在中、在下深浅之不同，立为汗、吐、下三法以攻之。初看其书，将谓医之法尽于是矣。后因思《内经》有谓之虚者，精气虚也；谓之实者、邪气实也。夫邪所客，必因正气之虚，然后邪得而客之。苟正气实，邪无自入之理。由是于子和之法，不能不致疑于其间。又思《内经》有言，阴平阳秘，精神乃治；阴阳离决，精

---

① 天：元本、医统本作"大"。

② 厥旨深哉：元本、医统本作"厥有旨哉"。

③ 注：光绪庚子《丹溪全书》本作"法"。

气乃绝。又思仲景有言，病当汗解，诊其尺脉涩，当与黄芪建中汤补之，然后汗之。于是以子和之书，非子和之笔也。驰名中土，其法必有过于明①辈者，何其书之所言与《内经》、仲景之意若是之不同也？于是决意于得名师，以为之依归，发其茅塞。遂游江湖，但闻某处有某治医，便往拜而问之，连经数郡，无一人焉。后到定城，始得《原病式》东垣方稿，乃大悟子和之孟浪，然终未得的然之议论，将谓江浙间无可为师者。泰定乙丑夏，始得闻罗太无并陈芝岩之言，遂往拜之，蒙叱骂者五七次，越趄三阅月，始得降接。因观罗先生治一病僧，黄瘦倦怠，罗公诊其病因，乃蜀人，出家时其母在堂，及游浙右经七年，忽一日念母之心不可遏，欲归无腰缠，徒而朝夕西望而泣，以是得病。时僧二十五岁，罗令其隔壁泊宿，每日以牛肉、猪肚甘肥等，煮糜烂与之。几经半月余，且时以慰谕之言劳之，又曰：我与钞十锭作路费，我不望报，但欲救汝之死命尔。察其形稍苏，与桃仁承气，一日三帖下之，皆是血块痰积方止，次日只与熟菜稀粥将息，又半月，其人遂如故。又半月余，与钞十锭遂行。因大悟攻击之法，必其人充实，禀质本壮乃可行也。否则邪去而正气伤，小病必重，重病必死。罗每日有求医者来，必令其诊视脉状回禀，罗但卧听，口授用某药治某病，以某药监其药，以某药为引经，往来一年半，并无一定之方。至于一方之中，自有攻补兼用者，亦有先攻后补者，有先补后攻者，又大悟古方治今病，焉能吻合？随时取中，其此之谓乎！是时罗又言，用古方治今病，正如拆旧屋，凑新屋，

---

① 明：元本、医统本作"朋"。

其材木非一，不再经匠氏之手，其可用乎？由是又思许学士释微论曰：予读仲景书，用仲景之法，然未尝守仲景之方，乃为得仲景之心也。遂取东垣方药，手自抄录，乃悟治病人当如汉高祖纵秦暴，周武王纵商之后，自非发财散粟与三章之法，其受伤之气，倦惫之人，何由而平复也？于是定为阴易乏，阳易亢，攻击宜详审，正气须保护，以《局方》为戒哉。

局方发挥

元·朱丹溪◎著

李　刚◎校注

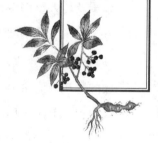

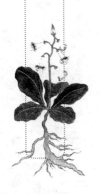

内容提要

《局方发挥》，元·朱震亨著于14世纪中期，为《局方》一书的书评著作。朱震亨，字彦修，号丹溪。金华县义乌人（今浙江省义乌县）。生于1281年（至元18年），殁于1358年（至正18年）（据戴九灵氏《丹溪翁传》）。初从许谦学儒，30岁时（1310年）因母病始自学医书，44岁时（1324年）从名医罗知悌（字敬夫，号太无）学医（事载《医籍考》，引《格致余论·自序》），后为人治病疗效卓越，医名大著。朱氏学验俱丰，著述甚多，所传医书除自撰者外，弟子及传人整理编纂的不在少数。《太平惠民和剂局方》是宋代官方颁布的方书。作者有感于当时应用《局方》者死守成方、不求病源、诸病混治、药偏温燥的弊端，力主追根溯源，尊《内经》及仲景之书，以复医学因病制方，辨证论治之旨。全书凡1卷，以问答形式讨论了30多个问题，引经据典，答疑解惑，作者在书中力倡其一贯主张的"滋阴降火"、"戒温燥"的见解，以纠时弊，这一学术特点不仅对于当时的医学界有重要的指导意义，而且至今仍广泛指导着临床实践。

该书可供广大中医工作者，中医爱好者阅读。

校注说明

1.底本、校本的选择。本次校对采用明万历二十九年《医统正脉全书》本为底本，元代原版本（康有为鉴定本，简称元本。此版本与元刊黑口本文字内容相同）、清代《四库全书》本（简称四库本）、光绪庚子《丹溪全书》本（简称庚子本）为对校本。

2.凡底本文字有明显讹误影响文义者，据校作改。如"小腹坚满"原作"小便坚满"，据《金匮要略方论》改，并出校文说明。

3.对于校本、底本不一，其义并通者，以底本为准，不作改动，但出校说明。如医统本"丹药之法"，元本作"丹毒之发"，以医统本为准，但出校说明。校本虽有异文，但无碍文义者，不出校记。

4.凡底本中有不规范的药名，一律径改为规范字，如"兔"改作"菟"、"练"改作"楝"、"夹"改作"荚"等，不出校记。

5.原文中的异体字、通假字、古今字、俗写字，凡常见者一律径改为通行的简化字，不出校记。如"已"作"以"。

6.凡底本明显的误字或不规范字，如"已巳己"不分，"掉"作"焯"，径改，不出校记。

校注者
2009 年 10 月

《和剂局方》之为书也，可以据证检方，即方用药，不必求医，不必修制，寻赎见成丸散，病痛便可安痊。仁民之意，可谓至矣！自宋迄今，官府守之以为法，医门传之以为业，病者恃之以立命，世人习之以成俗。然予窃有疑焉。何者？古人以神圣工巧言医。又曰：医者，意也。以其传授虽的，造诣虽深，临机应变，如对敌之将，操舟之工，自非尽君子随时反^①中之妙，宁无愧于医乎？今乃集前人已效之方，应今人无限之病，何异刻舟求剑，按图索骥？冀其偶然中^②，难矣！

或曰：仲景治伤寒著一百一十三方，治杂病著《金匮要略》曰^③二十有三门。历代名方，汗牛充栋，流传至今，明效大验，显然耳目。今吾子致疑于《局方》，无乃失之谬妄乎？

予曰：医之视病问证，已得病之情矣。然病者一身血气有浅深，体段有上下，脏腑有内外，时月有久近，形志有苦乐，肌肤^④有厚薄，能毒有可否，标本有先后；年有老弱，治有五方，令有四时；某药治某病，某经用某药；孰为正治反治，孰为君臣佐使。合是数者，计较分毫；议方治疗，贵乎适中。今观《局方》，别无病源议论，止于各方条述证候，继以药石之分两，修制药饵之法度，而又勉其多服、常服、久服。殊不知一

———————————

① 反：元本作"取"。

② 然中：元本作"中也"。

③ 曰：元本无此字。

④ 肌肤：元本、四库本作"资禀"。

方通治诸病，似乎立法简便，广络原野，冀获一二^①，宁免许学士之诮乎？仲景诸方，实万世医门之规矩准绳也，后之欲为方圆平直者，必于是而取则焉。然犹设为问难，药作何应，处以何法。许学士亦曰：我善读仲景书而知其意，然未尝全用其方。《局方》制作将拟仲景耶？故不揣荒陋，敢陈管见，倘蒙改而正诸，实为医道之幸。今世所谓风病，大率与诸痿证浑^②同论治，良由《局方》多以治风之药，通治诸痿也。古圣论风、论痿，各有篇目；源流不同，治法亦异，不得不辨。按《风论》，风者，百病之长，至其变化，乃为他病。又曰善行数变，曰因于露风，曰先受邪，曰在腠理，曰客，曰入，曰伤，曰中。历陈五脏与胃之伤，皆多汗而恶风。其发明风邪系外感之病，有脏腑、内外、虚实、寒热之不同，若是之明且尽也。别无瘫痪、痿弱、卒中不省、僵仆、喎斜、挛缩、眩晕、语涩、不语之文。

新旧所录治风之方凡十道，且即至宝丹、灵宝丹论之，曰治中风不语，治中风语涩。夫不语与语涩，其可一例看乎？有失音不语，有舌强不语，有神昏不语，有口噤不语；有舌纵语涩，有舌麻语涩。治大肠风秘，秘有风热，有风虚，曾谓一方可通治乎？又曰：治口鼻血出。夫口鼻出血，皆是阳盛阴虚，有升无降，血随气上，越出上窍。法当补阴抑阳，气降则血归经，岂可以轻扬飞窜之脑麝，佐之以燥悍之金石乎？又曰：治皮肤燥痒。经曰：诸痒为虚，血不荣肌腠，所以痒也。当与滋补药以养阴血，血和肌润，痒自不作，岂可以一十七两重之金石，佐以五两重之脑麝、香桂，而欲以一两重之当归和血，一

① 二：元本、四库本作"免"。
② 浑：原作"衮"。据庚子本改。

升之童便活血，一升之生地黄汁生血？夫枯槁之血，果能和而生乎？果能润泽肌肉之干瘦乎？又曰：治难产死胎，血脉不行，此血气滞病也。又曰：治神昏①恍惚，久在床枕，此血气虚弱②也。夫治血以血药，治虚以补药，彼燥悍香窜之剂，固可以劫滞气，果可以治血而补虚乎？

润体丸等三十余方，皆曰治诸风，治一切风，治一应风，治男子三十六种风。其为主治甚为浩博，且寒热虚实判然迥别，一方通治，果合经意乎？果能去病乎？

龙虎丹、排风汤俱系治五脏风，而排风又曰风发，又似有内出之意。夫病既在五脏，道远而所感深，一则用麻黄三两，以发其表；一则用脑麝六两，以泻其卫，而谓可以治脏病乎？借曰：在龙虎则有寒水石一斤以为镇坠；在排风则有白术、当归以为补养；此殆与古人辅佐因用之意合。吁！脏病属里，而用发表泻卫之药，宁不犯诛伐无过之戒乎？宁不助病邪而伐根本乎？

骨碎补丸治肝肾风虚，乳香宣经丸治体虚，换腿丸治足三阴经虚，或因九而感③虚，或因虚而感风。既曰体虚、肝肾虚、足三阴经虚，病非轻小，理宜补养，而自然铜、半夏、威灵仙、荆芥、地龙、川楝、乌药、防风、牵牛、灵脂、草乌、羌活、石南、天麻、南星、槟榔等疏通燥疾之药，居补剂之太半，果可以补虚乎？

七圣散之治风湿流注，活血应痛丸之治风湿客肾经，微汗

---

① 昏：元本、四库本作"魂"。

② 弱：元本、四库本作"病"。

③ 九而感：元本作"感九而"。

以散风，导水以行湿，仲景法也。观其用药，何者为散风？何者谓行湿？吾不得而知也。

三生饮之治外感风寒，内伤喜怒，或六脉沉伏，或指下浮盛及痰厥气虚，大有神效。治外感以发散，仲景法也；治内伤以补养，东垣法也；谁能易之？脉之沉伏浮盛，其寒热、表里、虚实之相远，若水火然，似难同药。痰厥因于寒或能成功，血气虚者何以收救？

以上诸疑，特举其显者耳！若毫分缕析，更仆未可尽也，姑用置之忘言。

或曰：吾子谓《内经·风论》主于外感，其用麻黄、桂枝、乌附辈将以解风寒也，其用脑麝、威灵仙、黑牵牛辈将以行凝滞也。子之言过矣！

予应之曰：风病外感，善行数变，其病多实少虚，发表行滞，有何不可？治风之外，何为又历述神魂恍惚，起便须人，手足不随，神志昏愦，瘫痪瘅①曳，手足筋衰，眩晕倒仆，半身不遂，脚膝缓弱，四肢无力，颤掉拘挛，不语语涩，诸痿等证，悉皆治之。

考诸痿论，肺热叶焦，五脏因而受之，发为痿躄。心气热生脉痿，故胫纵不任地。肝气热生筋痿，故宗筋弛纵。脾气热生肉痿，故痹而不仁。肾气热生骨痿，故足不任身。又曰诸痿皆属于上。谓之上者，指病之本在肺也。又曰昏惑，曰瘈疭，曰瞀闷，曰瞀昧，曰暴病，曰郁冒，曰矇昧，曰暴瘖，曰瞀瘈，皆属于火。又曰四肢不举，曰舌本强，曰足痿不收，曰痰涎有

---

① 瘅（音躲）：同"亸"，下垂。

声，皆属于土。又《礼记》注曰：鱼肉天产也，以养阳作阳德，以为倦怠，悉是湿热内伤之病，当作诸痿治之。何《局方》治风之方，兼治痿者十居其九？不思诸痿皆起于肺热，传入五脏，散为诸证，大抵只宜补养，若以外感风邪治之，宁免实实虚虚之祸乎？

或曰：经曰：诸风掉眩，皆属于肝；诸暴强直，皆属于风。至于掉振不能久立，善暴僵仆，皆以为木病。肝属木，风者木之气，曰掉、曰掉振，非颤掉乎？曰眩，非眩晕乎？曰不能久立，非筋衰乎？非缓弱无力乎？曰诸暴强直，非不随乎？曰善暴僵仆，非倒仆乎？又曰瞀闷，曰瞀昧，曰暴病，曰郁冒、矇昧、暴瘖，曰瞀瘛，与上文所谓属肝、属风、属木之病相似，何为皆属于火？曰舌本强，曰痰涎有声，何为皆属于土？《痿论》俱未尝言及。而吾子合火土二家之病，而又与倦怠并言，总作诸痿治之，其将有说以通之乎？

予应之曰：按《原病式》曰：风病多因热甚。俗云风者，言末而忘其本也。所以中风而有瘫痪诸证者，非谓肝木之风实甚而卒中之也，亦非外中于风，良由将息失宜，肾水虚甚，则心火暴盛，水不制火也。火热之气怫郁，神明昏冒，筋骨不用，而卒倒无所知也。亦有因喜、怒、思、悲、恐五志过极而卒中者，五志过热甚故也。又《原病式①》曰：脾之脉，连舌本，散舌下。今脾脏受邪故舌强。又河间曰：胃②膈热甚，火气炎上，传化失常，故津液涌而为痰涎潮上；因其稠黏难出，故作声也。一以属脾，一以为胃，热谓之属火与土，不亦宜乎？虽然岐伯、

① 式：底本无，据庚子本补。
② 胃：原作"谓"。据《素问玄机原病式》改。

仲景、孙思邈之言风，大意似指外邪之感，刘河间之言风，明指内伤热证，实与痿论所言诸痿生于热相合。外感之邪，有寒热虚实，而挟寒者多；内伤之热，皆是虚证，无寒可散，无实可泻。《局方》本为外感立方，而以内伤热证浑①同出②治，其为害也，似非细故。

或曰：风分内外，痿病因热，既得闻命矣。手阳明大肠经，肺之腑也；足阳明胃经，脾之腑也。治痿之法，取阳明一经，此引而未发之言，愿明以告我。

予曰：诸痿生于肺热，只此一句，便见治法大意。经曰：东方实西方虚，泻南方补北方。此固是就生克言补泻，而大经大法不外于此。东方，木，肝也；西方，金，肺也；南方，火，心也；北方，水，肾也。五行之中，惟火有二，肾虽有二，水居其一，阳常有余，阴常不足。故经曰一水不胜二火，理之必然。

肺金体燥而居上，主气，畏火者也。脾土性湿而居中，主四肢，畏木者也。火性炎上，若嗜欲无节，则水失所养，火寡于畏而侮所胜，肺得火邪而热矣。木性刚急，肺受热则金失所养，木寡于畏而侮所胜，脾得木邪而伤矣。肺热则不能管摄一身，脾伤则四肢不能为用，而诸痿之病作。泻南方则肺金清，而东方不实，何脾③伤之有？补北方则心火降，而西方不虚，何肺热之有？故阳明实则宗筋润，能束骨而利机关矣。治痿之法，无出于此。

---

① 浑：原作"衮"。据庚子本改。
② 出：庚子未作"论"。
③ 脾：元本作"肺"。

骆隆吉亦曰：风火既炽，当滋肾水。东垣先生取黄柏为君，黄芪等补药之辅佐以治诸痿，而无一定之方。有兼痰积者，有湿多者，有热多者，有湿热相半者，有挟气者，临病制方，其善于治痿者乎！

虽然，药中肯綮矣。若将理失宜，圣医不治也。天产作阳，厚味发热，先哲格言。但是患痿之人，若不淡薄食味，吾知其必不能安全也。

或曰：小续命汤与《要略》相表里，非外感之药乎？地仙丹治劳伤肾惫，非内伤之药乎？其将何以议之？

予曰：小续命汤比《要略》少当归、石膏，多附子、防风、防己，果与仲景意合否也？仲景谓汗出则止药，《局方》则曰久服差，又曰久病风、阴晦时更宜与，又曰治诸风，似皆非仲景意。然麻黄、防己可久服乎？诸风可通治乎？

地仙丹既曰补肾，而滋补之药与僭燥走窜之药相半用之，肾恶燥，而谓可以补肾乎？借曰：足少阴经，非附子辈不能自达。八味丸，仲景肾经药也，八两地黄以一两附子佐之，观此则是非可得而定矣，非吾之过论也。

又观治气一门，有曰治一切气①，冷气、滞气、逆气、上气，用安息香丸、丁沉丸、大沉香丸、苏子丸、匀气散、如神丸、集香丸、白沉香丸、煨姜丸、盐煎散、七气汤、九痛温白丸、生姜汤；其治呕吐、膈噎也，用五膈丸、五膈宽中散、膈气散、酒癥丸、草豆蔻丸、撞气丸、人参丁香散；其治吞酸也，用丁沉煎丸、小理中丸；其治痰饮也，用倍术丸、消饮丸、温

---

① 气：庚子本无此字。

中化痰丸、五套丸。且于各方条下，或曰口苦失味，曰噫酸，曰舌涩，曰吐清水，曰痞满，曰气急，曰胁下急痛，曰五心中热，口烂生疮，皆是明著热证，何为率用热药？

夫周流于人之一身以为生者，气也。阳往则阴来，阴往则阳来，一升一降，无有穷已。苟内不伤于七情，外不感于六淫，其为气也，何病之有？今曰冷气、滞气、逆气、上气，皆是肺受火邪，气得炎上之化，有升无降，薰蒸清道，甚而至于上焦不纳，中焦不化，下焦不渗，展转传变，为呕为吐，为膈为噎，为痰为饮，为翻胃，为吞酸。夫治寒以热，治热以寒，此正治之法也；治热用热，治寒用寒，此反佐之法也。详味前方，既非正治[①]，又非反佐，此愚之所以不能无疑也。

谨按《原病式》曰：诸呕吐酸，皆属于热；诸积饮痞膈中满，皆属于湿；诸气逆冲上，呕涌溢，食不下，皆属于火；诸坚痞，腹满急痛，吐腥秽，皆属于寒，深契仲景之意。《金匮要略》曰：胸痹病，胸背痛，栝蒌薤白汤主之；胸痹，心痛彻背，栝蒌薤白半夏汤主之；心下痞气，气结在胸，胁下上逆抢心者，枳实薤白栝蒌桂枝汤主之；呕而心下痞者，半夏泻心汤主之；干呕而利者，黄芩加半夏生姜汤主之；诸呕吐，谷不得入者，小半夏汤主之；呕吐，病在膈上者，猪苓汤主之；胃反呕吐者，半夏参蜜汤主之；食已即吐者，大黄甘草汤主之；胃反，吐而渴者，茯苓泽泻汤主之；吐后欲饮者，文蛤汤主之；病似呕不呕，似哕不哕，心中无奈者，姜汁半夏汤主之；干呕，手足冷者，陈皮汤主之；哕逆者，陈皮竹茹汤主之；干呕下痢者，黄

---

① 治：四库本作"法"。

苓汤主之；气冲上者，皂荚丸主之；上气脉浮者，厚朴麻黄汤主之；上气脉沉者，泽漆汤主之；大逆上气者，麦门冬汤主之；心下有痰饮，胸胁支满，目眩，茯苓桂术汤主之；短气有微饮，当从小便出之，宜茯苓桂术甘草汤，肾气丸亦主之；病者脉伏，其人欲自利，利者反快，虽利，心下续坚满者，此为流饮欲去故也，甘遂半夏汤主之；病悬饮者，十枣汤主之；病溢饮者，当发其汗，宜大青龙汤，又宜用小青龙汤；心下有支饮，其人苦冒眩，泽泻汤①主之；支饮胸满者，厚朴大黄汤主之；支饮不得息，葶苈大枣泻肺汤主之；呕家本渴，今反不渴，心中有支饮故也，小半夏汤主之；卒呕吐，心下痞，膈间有水，眩悸者，小半夏加茯苓汤主之；假令瘦人，脐下有悸者，吐涎沫而头眩，水也，五苓散主之；心胸有停痰宿水，自吐水后，心胸间虚，气满不能食，消痰气令能食，茯苓饮主之；先渴后呕，为水停心下，此属饮家，半夏加茯苓汤主之。

观其微意，可表者汗之，可下者利之，滞者导之，郁者扬之，热者清之，寒者温之，偏寒偏热者反佐而行之，挟湿者淡以渗之，挟虚者补而养之，何尝例用辛香燥热之剂，以火济之②火，实实虚虚，咎将谁执？

或曰：《脉诀》谓热则生风，冷生气，寒主收引。今冷气上冲矣，气逆矣，气滞矣，非冷而何？吾子引仲景之言而斥其非，然则诸气诸饮，呕吐反胃，吞酸等病，将无寒证耶？

予曰：五脏各有火，五志激之，其火随起。若诸寒为病，必须身犯寒气，口得寒物，乃为病寒，非若诸火病自内作，所

---

① 泽泻汤：《陈修园医书七十二种》作"泽漆汤"。

② 之：元本无此字。

以气之病寒者，十无一二。

或曰：其余痰气，呕吐吞酸，噎膈反胃，作热作火论治，于理可通。若病人自言冷气从下而上者，非冷而何？

予曰：上升之气，自肝而出，中挟相火，自下而出，其热为甚，自觉其冷，非真冷也，火极似水，积热之甚，阳亢阴微，故见此证。冷生气者，出高阳生之谬言也。若病果因感寒，当以去寒之剂治之，何至例用辛香燥热为方，不知权变，宁不误人？

或曰：气上升者，皆用黑锡丹、养正丹、养气丹等药，以为镇坠，然服之者随手得效，吾子以为热甚之病，亦将有误耶？

予曰：相火之外，又有脏腑厥阳之火，五志之动，各有火起。相火者，此经所谓一水不胜二火之火，出于天造。厥阳者，此经所谓一水不胜五火之火，出于人欲。气之升也，随火炎上，升而不降，孰能御之？今人欲借丹剂之重坠而降之，气郁为湿痰，丹性热燥，湿痰被劫，亦为暂开，所以清快。丹药①之法②，偏助狂火，阴血愈耗，其升愈甚，俗人喜温，迷而不返，被此祸者，滔滔皆是。

或曰：丹药之坠，欲降而升，然则，如之何则可？

予曰：投以辛凉，行以辛温，制伏肝邪；治以咸寒，佐以甘温，收以苦甘，和以甘淡，补养阴血，阳自相附，阴阳比和，何升之有？先哲格言，其③则不远，吾不赘及。

---

① 药：元本、四库本作"毒"。
② 法：元本作"发"。
③ 其：元本作"甚"。

或曰：吐酸，《素问》明以为热，东垣又言为寒，何也？

予曰：吐酸与吞酸不同，吐酸是吐出酸水如醋，平时津液随上升之气郁积而成。郁积之久，湿中生热，故从火化，遂作酸味，非热而何？其有积之于久，不能自涌而出，伏于肺胃之间，咯不得上，咽不得下；肌表得风寒，则内热愈郁，而酸味刺心；肌表温暖，腠理开发，或得香热汤丸，津液得行，亦得暂解，非寒而何？《素问》言热者，言其本也；东垣言寒者，言其末也。但东垣不言外得风寒，而作收气立说，欲泻肺金之实；又谓寒药不可治酸，而用安胃汤、加减二陈汤，俱犯丁香，且无治热湿郁积之法，为未合经意。予尝治吞酸，用黄连、茱萸各制炒，随时令迭为佐使，苍术、茯苓为主病，汤浸炊饼为小丸吞之，仍教以粗食蔬菜自养，则病易安。

或曰：苏合香丸虽是类聚香药，其治骨蒸、殗殜^①、月闭、狐狸等病，吾子以为然乎？

予曰：古人制方用药群队者，必是攻补兼施，彼此相制，气味相次，孰为主病，孰为引经，或用正治，或用反佐，各有意义。今方中用药一十五味，除白术、朱砂、诃子共六两，其余一十二味共二十一两，皆是性急轻窜之剂，往往用之于气病与暴仆昏昧之人，其冲突经络，漂荡气血，若摧枯拉朽然，不特此也。至如草豆蔻散，教人于夏月浓煎，以代热^②水。夫草豆蔻，性大热，去寒邪，夏月有何寒气而欲多服？缩脾饮用草果亦是此意。且夏食寒，所以养阳也。草豆蔻、草果其食寒之意乎？不特此也，抑又有甚者焉。接气丹曰，阳气暴绝，当是

① 殗殜（yè dié 页蝶）：病名。即劳瘵。
② 热：元本、四库本作"热"。

阴先亏，阴先亏则阳气无所依附，遂致飞越而暴绝也。上文乃曰，阴气独盛，阴气若盛，阳气焉有暴绝之理？假令阳气暴绝，宜以滋补之剂保养而镇静之，庶乎其有合夏食寒以为养阳之本，何至又服辛香燥热之剂乎？且此丹下咽，暴绝之阳果能接乎？孰为是否，君其筭^①之。

或曰：《局方》言阴胜^②，阴邪盛也。阴邪既盛，阳有暴绝之理；子之所言，与阳气相对待之阴也。果有阴亏而阳绝者，吾子其能救之乎？

予曰：阴阳二字，固以对待而言，所指无定在，或言寒热，或言血气，或言脏腑，或言表里，或言动静，或言虚实，或言清浊，或言奇偶，或言上下，或言正邪，或言生杀，或言左右。求其立言之意，当是阴鬼之邪耳！阴鬼为邪，自当作邪鬼治之。若阴先亏而阳暴绝者，尝治一人矣。浦江郑兄年近六十，奉养受用之人也。仲夏久患滞下，而又犯房劳。忽一晚正走厕间，两手舒撒，两眼开而无光，尿自出，汗如雨，喉如拽锯，呼吸甚微，其脉大而无伦次，无部位，可畏之甚。余适在彼，急令煎人参膏，且与灸气海穴，艾炷如小指大，至十八壮，右手能动，又三壮，唇微动；参膏亦成，遂与一盏，至半夜后尽三盏，眼能动；尽二斤方能言而索粥；尽五斤而利止；十斤而安。

或曰：诸气、诸饮与呕吐、吞酸、膈噎、反胃等证，《局方》未中肯綮，我知之矣。然则《要略》之方，果足用乎？抑犹有未发者乎？

予曰：天地气化无穷，人身之病亦变化无穷。仲景之书，

---

① 筭：同"算"。
② 胜：元本、四库本作"盛"。

载道者也。医之良者，引例推类，可谓无穷之应用，借令略有加减修合，终难逾越矩度。

夫气之初病也，其端甚微，或因些少饮食不谨，或外冒风雨，或内感七情，或食味过厚，偏助阳气，积成膈热，或资禀充实，表密无汗；或性急易怒，火炎上，以致津液不行，清浊相干。气为之病，或痞或痛，不思食，或噫腐气，或吞酸，或嘈杂，或膨满。不求原本，便认为寒，遽以辛香燥热之剂投之，数贴时暂得快，以为神方。厚味仍前不节，七情反复相仍，旧病被劫暂开，浊液易于攒聚，或半月，或一月，前证复作。如此延蔓，自气成积，自积成痰，此为痰、为饮、为吞酸之由也。良工未遇，缪药又行，痰挟瘀血，遂成窠囊，此为痞、为痛呕吐、为噎膈、反胃之次第也。饮食汤液，滞泥不行，渗道塞涩，大便或秘或溏，下失传化，中焦愈停，医者不察，犹执为冷，翻思前药，随手得快。至此宾主皆恨药欠燥热，颙①伺久服，可以温脾壮胃，消积行气，以冀一旦豁然之效。不思胃为水谷之海，多血多气，清和则能受，脾为消化之气，清和则能运。今久得香热之偏助，气血沸腾，其始也，胃液凝聚，无所容受；其久也，脾气耗散，传化渐迟。其有胃热易饥，急于得食，脾伤不磨，郁积成痛；医者犹曰虚而积寒，非寻常草木可疗，径以乌附佐丹剂，专意服饵。积而久也，血液俱耗，胃脘干槁。其槁在上，近咽之下，水饮可行，食物难入，间或可入亦不多，名之曰噎。其槁在下，与胃为近，食虽可入，难尽入胃，良久复出，名之曰膈，亦曰反胃，大便秘少，若羊矢然。名虽不同，

---

① 颙（yōng 雍）：昂头景仰貌。

病出一体。

《要略》论饮有六，曰痰饮、悬饮、溢饮、支饮、留饮、伏饮，分别五脏诸证，治法至矣尽矣。第恨医者不善处治，病者不守禁忌，遂使药助病邪，展转深痼，去生渐远，深可哀悯。

或曰：《千金》诸方，治噎膈、反胃，未尝废姜桂等剂，何吾子之多言也？

予曰：气之郁滞，久留清道，非借香热，不足以行。然悉有大黄、石膏、竹茹、芒硝、泽泻、前胡、朴硝、茯苓、黄芩、芦根、栝蒌等药为之佐使，其始则同，其终则异，病邪易伏，其病自安。

或曰：胃脘干槁者，古方果可治乎？将他有要捷之法者，或可补前人之未发者乎？

予曰：古方用人参以补肺，御米以解毒，竹沥以消^①痰，干姜以养血，粟米以实胃，蜜水以润燥，姜以去秽，正是此意。张鸡峰亦曰：噎当是神思间病，惟内观自养，可以治之。此言深中病情，而施治之法，亦为近理。

夫噎病，生于血干。夫血，阴气也。阴主静，内外两静，则脏腑之火不起，而金水二气有养，阴血自生，肠胃津润，传化合宜，何噎之有？因触类而长，曾制一方，治中年妇人，以四物汤加和白陈皮、留尖桃仁、生甘草、酒红花，浓煎，入驴尿饮，以防其或生虫也。与数十贴而安。又台州治一匠者，年近三十，勤于工作，而有艾妻，且喜酒，其面白，其脉涩，重则大而无力。乃令谢去工作，卧于牛家，取新温牛乳细饮之，

---

① 消：元本、四库本作"清"。

每顿尽一杯，一昼夜可饮五七次，尽却食物，以渐而至八九次，半月大便润，月余而安。然或口干，盖酒毒未解，间饮甘蔗汁少许。

或者又曰：古方之治噎膈、反胃，未有不言寒者，子何不思之甚？

予曰：古人著方，必为当时抱病者设也。其人实因于寒，故用之而得效，后人遂录以为今①式。不比《局方》泛编成书，使天下后世之人，凡有此证者，率遵守以为之定法，而专以香热为用也。虽然挟寒者亦或有之，但今人之染此病，率因痰气，久得医药，传变而成，其为无寒也明矣。

或曰：治脾肾以温补药，岂非《局方》之良法耶？吾子其将何以议之？

予曰：众言淆乱，必折诸圣。切恐脾肾有病，未必皆寒。观其养脾丸，治脾胃虚冷，体倦不食；嘉禾散治脾胃不和，不能多食；消食丸治脾胃俱虚，饮食不下；小独圣丸治脾胃不和，不思饮食；大七香丸治脾冷胃虚，不思饮食；连翘丸治脾胃不和，饮食不下；分气紫苏饮治脾胃不和；木香饼子治脾胃虚寒；温中良姜丸曰温脾胃；夺命抽刀散曰脾胃冷；烧脾散曰脾胃虚；进食散曰脾胃虚冷，不思饮食；丁香煮散曰脾冷胃寒；二姜丸曰养脾温胃；姜合丸曰脾胃久虚；蓬煎丸曰脾胃虚弱；守金丸曰脾胃虚冷；集香丸曰脾胃不和；蟠葱散曰脾胃虚冷；壮脾丸曰脾胃虚弱；人参丁香散曰脾胃虚弱；人参煮散曰脾胃不和；丁沉透膈汤曰脾胃不和；丁香五套②丸曰脾胃虚弱；腽肭脐丸

---

① 今：四库本作"矜"。

② 套：原作"夺"。据《太平惠民和剂局方》改。

之壮气暖肾；菟丝子丸之治肾虚；金钗石斛丸之治气不足；茴香丸之治脏虚冷；玉霜丸之治气虚；安肾丸之治肾积寒；麝香鹿茸丸之益气；养正丹之治诸虚；朴附丸之治脾胃虚弱；接气丹之治真气虚；四神丹之治五脏；沉香鹿茸丸之治气不足；椒附丸之温五脏；苁蓉大补丸之治五脏元气虚；钟乳白泽丸之治诸虚；三建汤之治气不足；甚者类聚丹剂，悉曰补脾胃，温脾胃，补肾，补五脏，补真气。而各方条下，曰舌苦，曰面黄，曰舌苦无味，曰中酒、吐酒，曰酒积，曰酒癖，曰饮酒多，曰酒过伤，曰气促喘急，曰口淡，曰舌涩，曰噫醋，曰舌干，曰溺数，曰水道涩痛，曰小便出血，曰口苦，曰咽干，曰气促，曰盗汗，曰失精，曰津液内燥，曰气上冲，曰外肾痒，曰枯槁失血，曰口唇干燥，曰喘满，曰肢体烦疼，曰衄血，曰小便淋沥，悉是明具热证，如何类聚燥热，而谓可以健脾温胃而滋肾补气乎？经曰：热伤脾。常服燥热，宁不伤脾乎？又曰：肾恶燥。多服燥热，宁不伤肾乎？又曰：热伤元气。久服燥热，宁不伤气乎？又曰：用热远热。又曰：有热者，寒而行之。此教人用热药之法。盖以热药治寒病，苟无寒药为之响导佐使，则病拒药而扞格不入，谓之远热者，行之以寒也。两句同一意，恐后人不识此理，故重言以明之。今《局方》辛香燥热，以类而聚之，未尝见其所谓远热也。用热而不远热，非惟不能中病，抑且正气先伤，医云乎哉！夫良医之治病也，必先求其得病之因，其虚邪也，当治其母；实邪也，当治其子；微邪也，当治其所胜；贼邪也，当治其所不胜；正邪也，当治其本经。索矩又谓：杂合受邪，病者所受，非止一端，又须察其有无杂合之邪，轻重较量，视标本之缓急，以为施治之先后。今乃一切认为寒冷，吾不知脾胃与肾，一向只是寒冷为病耶！论方至此，虽至愚昧，不能不致疑也。

吾又考之《要略》矣，诸呕吐，谷不得入者，小半夏汤主之；疸病，寒热不食，食则头眩，心胸不安者，茵陈汤主之；身肿而冷，胸室不能食，病在骨节，发汗则安；心胸停痰吐水，虚满不能食者，茯苓汤主之；中风，手足拘急，恶寒，不欲饮食者，三黄汤主之；下利，不欲饮食者，大承气汤主之；五劳虚极，羸瘦，不能食者，大黄䗪虫丸主之；虚劳不足，汗出而闷，脉结心悸者，炙甘草汤主之；虚劳腰痛，小腹拘急者，八味丸主之；虚劳不足者，大薯蓣丸主之；虚劳虚烦不得眠者，酸枣仁汤主之。夫呕者，胸满者，吐水者，下利者，恶寒者，肿而冷者，不能饮食者，虚劳羸瘦者，虚劳汗而悸者，虚劳而腰痛者，虚劳不足者，虚劳烦而不眠者，自《局方》之法观之，宁不认为寒冷而以热药行之乎？仲景施治则不然也。痰者导之，热者清之，积者化之，湿者渗之，中气清和，自然安裕。虚者补之，血凝者散之，躁者宁之，热者和之，阴气清宁，何虚劳之有也？

或曰：伤寒一门，虽取杂方，仲景之法亦摘取之矣，吾子其忘言乎？

予曰：伤寒之法，仲景而下，发明殆尽，《局方》是否，愚不必赘。虽然仲景论伤寒矣，而未及乎中寒。先哲治胃①大寒而昏中者，用附子理中汤而安，其议药则得之矣。曰伤曰中，未闻有议其意②同之者。予俯而思之，伤寒有即病，有不即病，

---

① 胃：元本作"冒"。
② 意：元本、四库本作"异"。

必大发热，病邪循经而入，以渐而深；中寒则仓卒感受，其病即发而暴。伤寒之人，因其旧有郁热，风寒外邪^①，肌腠自密，郁发为热。其初也，用麻黄、桂枝辈微表而安，以病体不甚虚也。中寒之人，乘其腠理疏豁，一身受邪，难分经络，无热可发，温补自解，此谓气之大虚也。伤寒热虽甚，不死；中寒若不急治，去生甚远，其虚实盖可见矣。

或曰：脾^②胃一门，子以《局方》用药太热，未合经意。若平胃散之温和，可以补养胃气，吾子以为何如？

予曰：苍术性燥气烈，行湿解表，甚为有力。厚朴性温散气，非胀满实急者不用，承气用之可见矣。虽有陈皮、甘草之甘缓甘辛，亦是决裂耗散之剂，实无补土之和。经谓土气大过曰敦阜，亦能为病。况胃为水谷之海，多气多血，故因其病也，用之以泻有余之气，使之平尔。又须察其挟寒得寒物者投之，胃气和平，便须却药。谓之平者，非补之之谓，其可常服乎？

或曰：谓胃承气亦治胃病。谓之调者，似与平胃散之平意义相近，何用药之相远也？

予曰：调胃承气治热，中下二焦药也。经曰：热淫于内，治以咸寒。佐以苦甘。功在乎导利而行之以缓。平胃散止治湿，上焦之药也。经曰：湿上甚而热，治以苦温，佐以甘辛。以汗为效而止。

或曰：治湿不利小便，非治也，非仲景法耶，何子言之悖也？

予曰：淡渗治湿，以其湿在中下二焦。今湿在上，宜以微

① 邪：元本、四库本作"束"。
② 脾：参下句疑为"调"字。

汗而解，不欲汗多，故不用麻黄、干葛辈。

或曰：《局方》用药多是温补，或以为未合中道，积热、痼冷两门，其制作，其取用，吾子其无以议之矣？

予曰：张仲景言一百八病，五劳六极七伤，与妇人共三十六病，孙真人言四百四病，凡遇一病，须分寒热，果寒耶，则热之；果热耶，则寒之；寒热甚耶，则反佐而制之。今列病之目，仅十有余，而分积热、痼冷两门，何不思之甚也？

《要略》中风脉紧为寒，浮为虚。肺痿吐涎，不能咳，不渴，必遗溺，此为肺中冷，甘草干姜汤温之。腹满痛，时减如故，此为寒，宜温之。下利，欲嚏不能，此腹中寒也。胁下偏痛，脉弦紧，此寒也，宜大黄附子细辛汤温之。痰饮，脉双弦者，寒也。黄疸，发热烦喘，胸满口燥，又被火劫其汗，病从湿得，身尽热而黄，此热在内，宜下之。下利，脉数而渴，设不差，则清①脓血，以其有热也。妇人能食，病七八日而更发热者，此为胃实气热，宜大承气下之。产后七八日，无②太阳证，小腹③坚满，此恶露不尽，不大便四五日，发热晡时烦躁，食则妄言，此热在里，结在膀胱，宜大承气利之安。妇人或中风，或伤寒，经水适来适断，有寒热，皆为热入血室。

今《局方》不曾言病，而所谓寒与热者，其因何在？其病何名？果无杂合所受邪？果无时令资禀之当择耶？据外证之寒热而遂用之，果无认假为真耶？果④以是为非耶？

---

① 清：通"圊"。便也。

② 无：原作"若"。据《金匮略方论》改。

③ 腹：原作"便"。据《金匮要略方论》改。

④ 果：四库本下有"无"字，义长。

或曰：以寒热为篇目，固未合经意，若其诸方，果有合乎？

予曰：以积热为篇目，固有可议，若诸方之制作取用，尽有妙理。吾其为子发明前人之意，恐可为用方者涓埃之助。

夫紫雪者，心、脾、肝、肾、胃经之药也；通中散、洗心散，表里血气之药也；凉膈散，心、肺、脾、胃之药也；龙脑饮子、胜冰丹、真珠散、灵液丹，上中二焦之药也；碧雪鸡苏丸、三黄丸、八正散，三焦药也；甘露丸，心、脾、肝之药也；凉膈丸，心、脾、胃之药也；抱龙丸、麦门冬散，心、肺、肝之药也；妙香丸，疏快肠胃、制伏木火药也；甘露饮，心、肺、胃药也；五淋散，血而里药也；消毒饮，气而表药也；麻仁丸，气而里药也；导赤丸，气与血而里药也；导赤散，心、小肠药也，有升有降，有散有补，有渗导，有驱逐，有因用，有引经。或缓之以甘，或收之以酸，或行之以香，或因之以蜡，或燥之以苦，观其立方，各有所主，用方之人，宜求其意。

若夫痼冷门，尤有可议者，冷即寒也，《内经》以寒为杀厉之气，今加痼于冷之上，岂非指身恶寒而口喜热之病耶？若以此外证，便认为痼冷，宜乎？夏英公之常饵乌附，常御绵帐，不知湿痰积中，抑遏阳气，不得外泄，身必恶寒。经曰：亢则害，承乃制。又刘河间曰：火极似水。故见此证，当治以咸寒，佐以甘温，视标之先后，正邪之虚实，孰缓孰急，为之正[①]法，何至类用乌附丹剂僭燥之药，抱薪救火，屠刽何异？古人治战栗，有以大承气汤下之而愈者。恶寒战栗，明是热证，亦是[②]

---

① 正：元本、四库本作"治"。
② 是：元本、四库本作"有"。

因久服热药而得之者，但有虚实之分耳！

进士周本道，年近四十，得恶寒证，服附子数日而病甚，求余治。诊其脉弦而似缓，遂以江茶入姜汁、香油些少，吐痰一升许，减绵大半；又与通圣散去麻黄、大黄、芒硝，加当归、地黄，百余帖而安。

又一色目妇人，年近六十，六月内常觉恶寒战栗，喜啜热御绵，多汗如雨，其形肥肌厚，已服附子二十余，但浑身痒甚，两手脉沉涩，重取稍大，知其热甚而血虚也。以四物汤去川芎，倍地黄，加白术、黄芪、炒柏、生甘草、人参，每帖三^①两重。方与一帖，腹大泄、目无视、口无言，予知其病热深，而药无反佐之过也。仍取前药熟炒与之，盖借火力为响导，一帖利止，四帖精神回，十帖病全安。

又蒋氏妇，年五十余，形瘦面黑，六月喜热恶寒，两手脉沉而涩，重取似数，以三黄丸下以姜汁，每三十粒，三十帖微汗而安。彼以积热、痼冷为叙方之篇目，其得失可知矣。

泄痢一门，其用钟乳健脾丸、朝真丸、驻车丸、诃黎勒丸、大温脾丸、黄连阿胶丸、胡粉丸、桃花丸、诃黎勒散、木香散、七枣汤、赤白脂散、养脏汤、御米汤、金粟汤、狗头骨丸、豆蔻丸、肉豆蔻散、三神丸、丁香豆蔻散、止泻丸，皆用热药为主治，以涩药为佐使，当为肠虚感寒而成滑痢者设也。彼泻痢者，将无热证耶？将无积滞耶？

《内经》曰：春伤于风，夏为脓血，多属滞下。夫泻痢证，其类尤多，先贤曰湿多成泻，此确论也。曰风曰湿，固不可得

---

① 三：元本、四库本作"二"。

而通治矣。况风与湿之外，又有杂合受邪，似难例用涩热之剂。今方中书证，有兼治里急者，有兼治后重者，有兼治里急后重者，此岂非滞下之病乎？今泻痢与滞下，浑①同论治，实实虚虚之患，将不俟终日矣。

或曰：然则泻痢与滞下，为病不同，治法亦别，吾子其能通之矣？

予曰：经曰：暴注下迫，皆属于热。又曰：暴注属于火。又下痢清白，属于寒。热，君火之气；火，相火之气；寒，寒水之气。属火热者二，属水寒者一。泻痢一证，似乎属热者多，属寒者少。详玩《局方》专以热涩为用，若用之于下痢清白而属于寒者，斯可矣。《经》所谓下迫者，即里急后重之谓也。其病属火，相火所为，其毒甚于热也，投以涩热，非杀之而何？

谨按仲景之法，谓下痢脉滑而数者，有宿食，当下之；下痢脉迟而滑者，实也，痢为未止，急下之；下痢脉反滑，当有所去，下之安。下痢不欲食，有宿食者，当下之；下痢腹满痛，为寒为实，当下之；下痢腹坚实，当下之；下痢谵语，有燥矢，当下之；下痢三部皆平，按之心下坚，急下之；下痢已差，至其时复发者，此为下未尽，更下之安；下痢脉大浮弦，下之当自愈。风寒下②者，不可下，下后心下坚痛，脉迟，此为寒，宜温之；脉浮大，此为虚，强下之故也；设脉浮革者，因而肠鸣，当温之；下痢脉迟紧，痛未欲止，当温之；下痢心痛，急当救里，可与理中、四逆、附子辈；下痢大孔痛，宜温之。观仲景可下者十法，可温者五法，谓之下者，率用承气加减，何尝以

① 浑：原作"衮"。据庚子本改。
② 下：此疑后有"痢"。

砒、丹、巴、硇决烈燥热重毒之剂；谓之温者，率用姜附为主，何尝用钟乳、龙骨、石脂、粟壳紧涩燥毒之剂。

或曰：可下者，岂非肠胃有积滞乎？不用砒、丹、巴、硇，恐积滞未易行也。吾子以为未然，幸发明承气之意可乎？

予曰：大黄之寒，其性善走，佐以厚朴之温，善行滞气，缓以甘草之甘，饮以汤液，灌涤肠胃，滋润轻快，无所留滞，积行即止。砒、丹、巴、硇，毒热类聚，剂成丸药，其气凶暴，其体重滞，积垢虽行，毒气未过，譬如强暴贪贼，手持兵刃，其可使之徘徊顾瞻于堂奥间乎？借使有愈病之功，其肠胃清淳之气，能免旁损暗伤之患乎？仲景治痢，可温者温，可下者下，或解表，或利小便，或待其自已，区别易治、难治、不治之证，至为详密，然犹与滞下浑①同立方命论。其后，刘河间分别在表在里，挟风挟湿，挟热挟寒，挟虚，明著经络，堤防传变。大概发明滞下证治，尤为切要。和②血则便脓③自愈④，调气则后重自除，此实盲者之日月，聋者之雷霆也。

或曰：《局方》治法，将终不能仿佛仲景之方耶？

予曰：圆机活法，《内经》具举，与经意合者，仲景之书也。仲景因病以制方，《局方》制药以俟病，若之何其能仿佛也？宋命近臣雠校方书，彼近臣者术业素异，居养不同，焉知为医之事哉？虽然知尊仲景矣，亦未尝不欲效之也，徒以捧心效西施尔，观桃花丸一方可见矣。即《要略》桃花汤也。仲景以治便

---

① 浑：原作"衮"。据庚子本改。

② 和：元本、四库本作"有行"。

③ 脓：元本、四库本无此字。

④ 愈：元本、四库本作"安"。

脓血，用赤石脂丸者，干姜、粳米同煮作汤，一饮病安，便止后药。意谓病属下焦，血虚且寒，非干姜之温，石脂之涩且重，不能止血；粳米味甘，引入肠胃，不使重涩之体，少有凝滞，故煮成汤液，药行易散，余毒亦无。《局方》不知深意，不造妙理，但取易于应用，喜其性味温补，借为止泻良方，改为丸药，剂以面糊，日与三服，其果能与仲景之意合否也？

或曰：河间之言滞下，似无挟虚挟寒者，然乎？否乎？幸明以告我。

予曰：泄痢之病，水谷或化或不化，并无努责，惟觉困倦，若滞下则不然，或脓或血，或脓血相杂，或肠垢，或无糟粕，或糟粕相混，虽有痛、不痛、大痛之异，然皆里急后重，逼迫恼人。考之于经，察之于证，似乎皆热证实证也。余近年涉历，亦有大虚大寒者，不可不知，敢笔其略，以备采览。

余从叔年逾五十，夏间患滞下病，腹微痛，所下褐色，后重频并，谷食大减，时有微热，察其脉皆弦而涩，似数而稍长，却喜不甚浮大，两手相等，视其神气大减。余曰：此非滞下，忧虑所致，心血亏脾气弱耳！遂与参、术为君，当归身、陈皮为臣，川芎、炒白芍药、茯苓为佐使，时暄热甚，加少黄连，与两日而安。

梅长官年三十余，奉养厚者，夏秋间患滞下，腹大痛。有人教服单煮干姜，与一帖痛定，少顷又作，又与又定，由是服干姜至三斤。八日后，予视之，左脉弦而稍大似数，右脉弦而稍大减亦似数，重取之似紧。余曰：此必醉饱后吃寒冷太过，当作虚寒治之。因其多服干姜，遂教四物汤去地黄加人参、白术、陈皮、酒红花、茯苓、桃仁煎，入生姜汁饮之，至一月而安。

金氏妇年近四十，秋初尚热，患滞下，腹但隐痛。夜重于昼，全不得睡，食亦稍减，口干不饮，已得治痢灵砂二[①]帖矣。余视之，两手脉皆涩，且不匀，神思倦甚，饮食全减，因与四物汤倍加白术为君，以陈皮佐之，与十数帖而安。

此三病者，若因其逼迫而用峻剂，岂不误人！

或曰：《局方》诸汤，可以清痰，可以消积，可以快气，可以化食，口鼻既宜，胸膈亦纾，平居无事，思患预防，非方之良者乎？

予曰：清香美味，诚足快意，揆之造化，恐未必然，经曰：阴平阳秘，精神乃治。气为阳宜降，血为阴宜升，一升一降，无有偏胜，是谓平人。今观诸汤，非豆蔻、缩砂、干姜、良姜之辛宜于口，非丁香、沉、檀、苏、桂之香宜于鼻，和以酸咸甘淡，其将何以悦人？奉养之家，闲佚之际，主者以此为礼，宾朋以此取快，不思香辛升气，渐至于散；积温成热，渐至郁火；甘味恋膈，渐成中满。脾主中州，本经自病，传化失职，清浊不分，阳亢于上，阴微于下，谓之阴平可乎？谓之阳秘可乎？将求无病，适足生病；将求取乐，反成受苦。经曰：久而增气，物化之常；气增而久，夭之由也。其病可胜言哉！

或曰：舍利别非诸汤之类乎？其香辛甘酸，殆有甚焉，何言论弗之及也？

予曰：谓之舍利别者，皆取时果之液，煎熬如饧而饮之，稠之甚者，调以沸汤，南人因名之曰煎。味虽甘美，性非中和，且如金樱煎之缩小便，杏煎、杨梅煎、蒲桃[②]煎、樱桃煎之发

① 二：元本作"一"。

② 蒲桃：疑为"葡萄"。

胃火，积而至久，湿热之祸，有不可胜言者。仅有桑椹煎无毒，可以解渴，其余味之美者，并是嬉笑作罪，然乎？否乎？

或曰：妇人一门，无非经候、胎产、带下，用药温暖，于理颇通，吾子其无忘言乎？

予曰：妇人以血为主，血属阴，易于亏欠，非善调摄者，不能保全也。余方是否，姑用置之，若神仙聚宝丹，则有不能忘言者。其方治血海虚寒，虚热盗汗，理宜补养，琥珀之燥，麝香之散，可以用乎？面色痿黄，肢体浮肿，理宜导湿，乳香、没药固可治血，可以用乎？胎前产后，虚实不同，逐败养新，攻补难并，积块坚癥，赤白崩漏，宜于彼者，必防于此，而欲以一方通治乎？世人以其贵细温平，又喜其常服可以安神去邪，令人有子，殊不知积温成热，香窜散气，服者无不被祸。自非五脏能言，医者终不知觉，及至变生他病，何曾归咎此丹？余侄女形色俱实，以得子之迟服此药，背上发痈，证候甚危。余诊其脉，散大而涩，急以加减四物汤百余帖，补其阴血，幸其质厚，易于收救，质之薄者，悔将何及！

若五积散之治产后余血作痛，则又有不能忘言者。以苍术为君，麻黄为臣，厚朴、枳壳为佐，虽有芍药、当归之补血，仅及苍术三分之一，且其方中言妇人血气不调，心腹撮痛，闭而不行，并宜服之，何不思产后之妇有何寒邪？血气未充，似难发汗，借曰推陈致新，药性温和，岂可借用麻黄之散，附以苍术、枳、朴，虚而又虚，祸不旋踵，率尔用药，不思之甚。

或曰：初产之妇，好血已亏，瘀血尚留，黑神散非要药欤？

予曰：至哉坤元，万物资生，理之常也。初产之妇，好血未必亏，污血未必积，脏腑未必寒，何以药为？饮食起居，勤加调护，何病之有？诚有污血，体怯而寒，与之数帖，亦自简便。或有他病，当求病起何因，病在何经，气病治气，血病治血，寒者温之，热者清之，凝者行之，虚者补之，血多者止之，何用海制此方，不恤无病生病。彼黑神散者，用干姜、当归之温热，黑豆之甘，熟地黄之微寒，以补血之虚；佐以炒蒲黄之甘，以防出血之多；芍药之酸寒，有收有散，以为四药之助；官桂之大辛热，以行滞气，推凝血，和以甘草之缓，其为取用似乎精密，然驱逐与补益似难同方施治。设有性急者，形瘦者，本有怒火者，夏月坐蓐者，时有火令，姜桂皆为禁药，论语未达之戒，不知谁执其咎？

至于将护之法，尤为悖理。肉汁发阴经之火，易成内伤之病，先哲具有训戒，胡为以羊鸡浓汁作糜？而又常服当归丸、当归建中汤、四顺理中丸，虽是滋补，悉犯桂、附、干姜僭热之剂，脏腑无寒，何处消受？若夫儿之初生，母腹顿宽，便啖鸡子，且吃火盐，不思鸡子难化，火盐发热，展转为病，医者不识，每指他证，率尔用药，宁不误人？余每见产妇之无疾者，必教以却去黑神散与夫鸡子、火盐诸般肉食，且与白粥将理，间以些少石首鲞，煮令甘淡食之。至半月以后，方与少肉，若鸡子亦须豁开淡煮，大能养胃却疾。

彼富贵之家，骄恣之妇，卒有白带、头风、气痛、膈满、痰逆、口干、经水不调、发脱、体热，皆是阳胜阴虚之病。天生血气，本自和平，曰胜曰虚，又焉知非此等谬妄有以启之耶！